My Atlas Coloring Workbook of Basic Neuro Anatomy

新人ナースのための

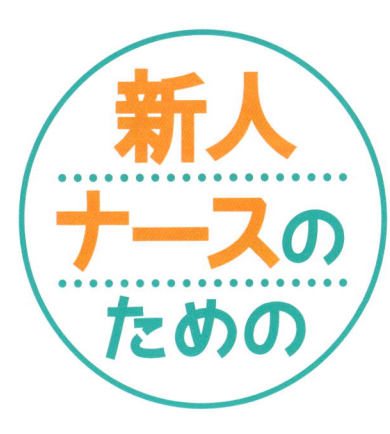

塗って覚えて理解する！

はじめての脳の神経・血管解剖

編著 窪田 惺
立川介護老人保健施設わかば施設長

解剖図 馬見塚勝郎
藤元早鈴病院在宅医療センターセンター長

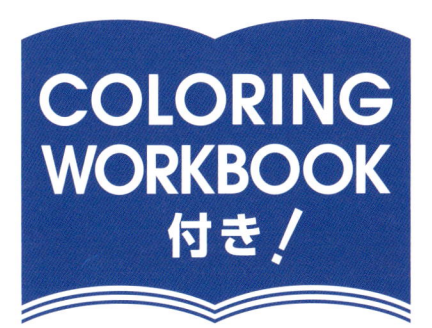

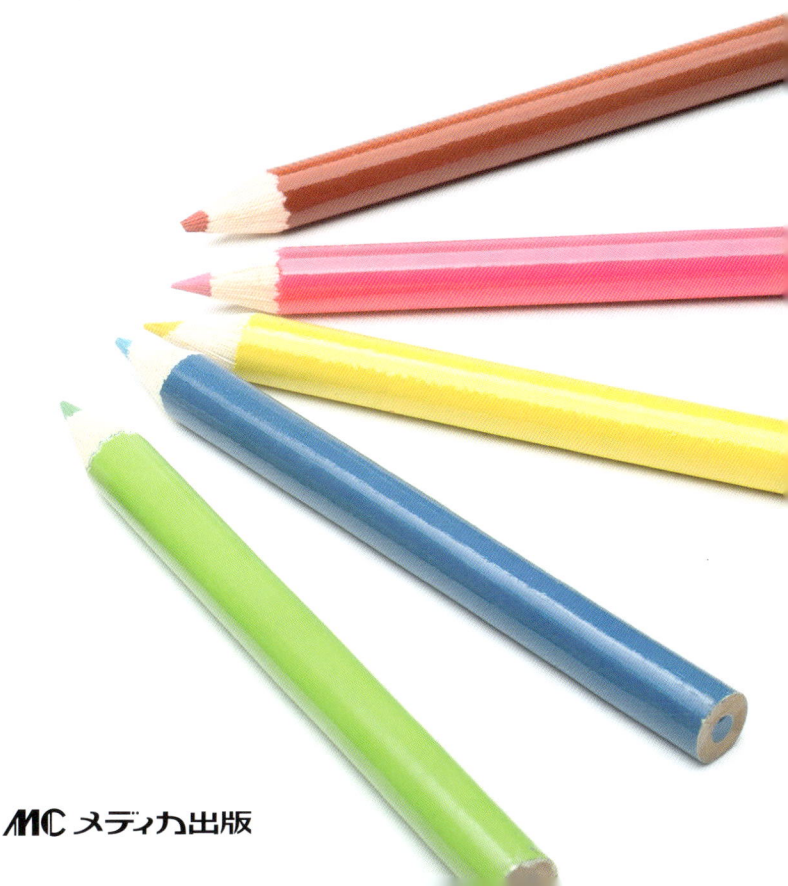

COLORING WORKBOOK 付き！

メディカ出版

はじめに

　月刊誌Brain Nursingの連載を再編して2008年に上梓した『塗って覚えて理解する！　脳の神経・血管解剖』は，おかげさまで多くの読者から好評をいただいております．この書籍は，当初，脳神経外科病棟に勤務する看護師向けに企画したものでしたが，医師にも活用できる内容も含まれていたため新人看護師には難しいとの声も聴かれていました．そのため，メディカ出版より，新人看護師にもわかりやすい脳神経・血管解剖の本がほしいとの要望があり，『新人ナースのための塗って覚えて理解する！　はじめての脳の神経・血管解剖』を刊行することになりました．

　本書は，看護学生や新人看護師にこれだけは修得してほしい「脳神経・血管系」を取り上げ，それらを可能な限り平易に，かつ簡潔に解説しました．また，難解と言われている脳神経系の解剖をより理解しやすくするために，今回も馬見塚勝郎先生の手による実物以上にリアリティーのある解剖図を取り入れました．もちろん，"塗って覚えるワークブック"も巻末に添えてあります．

　脳神経・血管系の基本を学び終え，臨床現場での研鑽を重ねた後には，既刊『塗って覚えて理解する！　脳の神経・血管解剖』でのさらなる学習をお勧めします．その結果，日常診療への理解がより深まることと思います．

　本書を通じて一人でも多くの方が脳神経系領域に関心を持っていただき，そして患者さんのために知識を活かし，日常の医療につなげていただけることを期待しています．

2016年6月　**窪田　惺**

新人ナースのための 塗って覚えて理解する！
はじめての脳の神経・血管解剖

はじめに 3

第1章 頭蓋底の構造

00　頭蓋底の構造 8

第2章 脳の構造

01　大脳 12
02　間脳 20
03　脳幹 27
04　小脳 30
05　脳室系と髄液循環 34

第3章 脳神経

01　脳神経 40
02　嗅神経と視神経 41
03　動眼神経，滑車神経，外転神経 43
04　三叉神経 46
05　顔面神経，内耳神経 48
06　舌咽神経，迷走神経，副神経，舌下神経 50

第4章 伝導路

- 01 錐体路（皮質脊髄路） ... 54
- 02 感覚路 ― 顔面を除く体部（四肢や体幹）の触覚，痛・温覚の伝導路 ... 57
- 03 対光反射の経路 ... 59

第5章 脳の血管系

- 01 頚部の血管 ... 64
- 02 ウィリス動脈輪 ... 67
- 03 レンズ核と支配動脈 ... 70
- 04 脳の支配動脈 ... 72
- 05 椎骨・脳底動脈 ... 74
- 06 硬膜静脈洞 ... 76
- 07 外頚動脈 ... 78

INDEX（索引） ... 80

付　録：My Atlas Coloring Workbook of Basic Neuro Anatomy

第 1 章

頭蓋底の構造

00 頭蓋底の構造

00 頭蓋底の構造

〈上方より見た頭蓋底〉

〈斜め横より見た頭蓋底（一部頭蓋骨を除去してある）〉

図　頭蓋底の構造
前頭蓋窩には前頭葉が，中頭蓋窩には側頭葉が，後頭蓋窩には小脳および脳幹が入っています．前頭蓋窩と中頭蓋窩を分けているのは蝶形骨縁で，中頭蓋窩と後頭蓋窩を分けているのは錐体骨縁です．

頭蓋底

- 脳が収まっている腔を頭蓋腔と言いますが，その底部（床）を頭蓋底と言います．ちなみに，頭蓋腔の天井を成すドーム状の部分を頭蓋冠（頭蓋円蓋部）と呼びます．
- 頭蓋底の内腔側（頭蓋底大脳面）は，前頭蓋窩，中頭蓋窩および後頭蓋窩に分けられます（**図**）．
  - ・前頭蓋窩には前頭葉が入っており，蝶形骨縁が前頭蓋窩と中頭蓋窩との境界です．
  - ・中頭蓋窩には側頭葉が入っており，側頭骨の錐体骨縁が中頭蓋窩と後頭蓋窩との境界です．中頭蓋窩の中央には下垂体窩（**図**）のあるトルコ鞍があります．
  - ・後頭蓋窩には小脳，橋および延髄が収められています．後頭蓋窩の真ん中には大孔（大後頭孔）があります（**図**）．なお，後頭蓋窩の上方は小脳テントです．
- 頭蓋底には多くの管や孔があり，その中を血管や神経が通っています．たとえば，視神経管には視神経や眼動脈が，正円孔には上顎神経（三叉神経の第2枝），内耳孔には顔面神経や内耳神経が，頚静脈孔には舌咽神経，迷走神経，副神経や内頚静脈が，大孔には延髄，椎骨動・静脈や副神経が通っています（第3章「脳神経」参照）．

> **POINT**
> 頭蓋底には多くの孔（穴）があり，その中を血管や神経が通っているので，各孔を通る神経や血管の名前を覚えましょう．

第2章

脳の構造

01 大脳
02 間脳
03 脳幹
04 小脳
05 脳室系と髄液循環

01 大脳

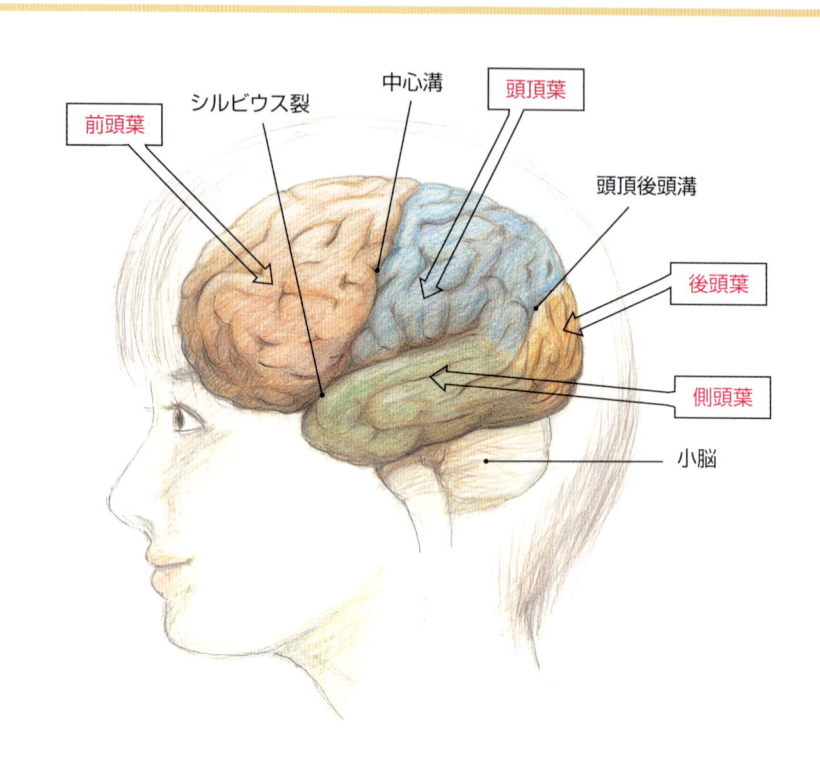

図1●各脳葉とそれを分ける脳溝
大脳は，前頭葉，頭頂葉，側頭葉および後頭葉に大別されます．各脳葉は，それぞれ脳溝によって区切られています．

大脳

- 大脳は左右の大脳半球からなり，大脳縦裂によって分けられています．言い換えれば，大脳縦裂にある大脳鎌（硬膜）が大脳半球を左右に隔てています．
  - 大脳半球の外側面は，主として中大脳動脈により，内側面は，主として前大脳動脈により養われています．
  - 優位半球（優位脳）とは，通常，言語機能の局在する半球を言いますが，利き手では，右利きの人のほとんどすべてにおいて，左利きの人では約60～70%において，左側が優位半球です．

- 大脳半球は，表面の皮質と深部の白質とに分かれます．
  ・皮質は灰色をしているので「灰白質（かいはくしつ）」と呼ばれ，神経細胞が並んでいます．
  ・深部は白色なので「白質」と呼ばれ，神経細胞の突起があります．
- 大脳は前頭葉，側頭葉，頭頂葉と後頭葉の4つに区分されますが，各脳葉は"しわ（脳溝）"により区切られています（図1）．

脳溝

- 前頭葉と側頭葉とを分けているのはシルビウス裂（外側溝）です（図1）．
- 前頭葉と頭頂葉とを分けているのは中心溝（ローランド溝）で（図1），中心溝は運動野（一次運動野）と感覚野（一次感覚野）とを分けていることにもなります．
- 頭頂葉と後頭葉との境界は頭頂後頭溝ですが，頭頂後頭溝は外側面では，その溝は短いです（図1）．
- 側頭葉と後頭葉とを分けている明瞭な脳溝はありません．

各脳葉の働き

前頭葉

前頭葉には中心前回の一次運動野，前頭眼野（ブロードマンの第8野）や運動性言語中枢（ブローカ野）などがあります．

1）中心前回（図2）

・中心前回（中心溝のすぐ前方）は一次運動野で身体の運動に関与しており，この部位が障害されると反対側の身体の運動麻痺をきたします．

・一次運動野には体部位局在があり，大脳半球の内側面から外側面に向かって，趾，下肢，体幹，上肢，手，指，顔面（頭部）の部分が順に並んでおり（この配列を運動系の「小人（ホムンクルス）」と言います，図2）．この皮質の各部位が，対応する身体の各部位に出力しています（p.54「錐体路」参照）．「小人」の身体の並び方は，シルビウス裂から大脳縦裂内側面に向かって，頭（Head）→腕（Arm）→足（Leg）〔大脳縦裂内側面〕の順になっているので，"ハル（HAL）"って覚えればいいです（図2）．

2）前頭眼野（図3）

・前頭眼野は眼球の側方注視（眼球の共同水平運動）をつかさどっています．

・前頭眼野が障害されると，両眼球は障害のある側を見詰めるように水平に変位し，健側（病巣と反対側）への側方共同注視ができなくなります．これを"側方注視麻痺"，

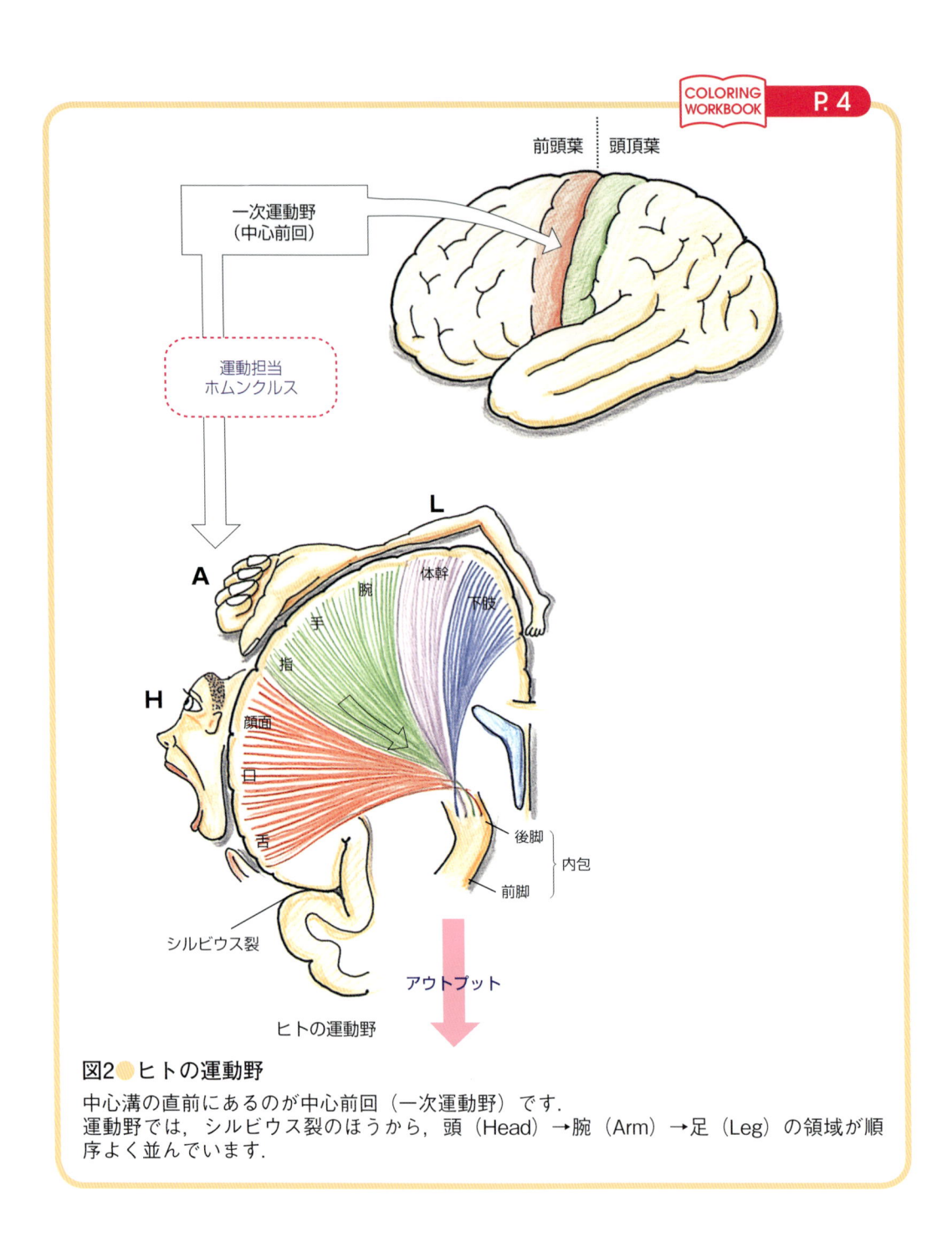

図2 ヒトの運動野
中心溝の直前にあるのが中心前回（一次運動野）です．
運動野では，シルビウス裂のほうから，頭（Head）→腕（Arm）→足（Leg）の領域が順序よく並んでいます．

あるいは"水平性共同偏視"と言います．

3）運動性言語中枢（図3）

・運動性言語中枢は優位半球の前頭葉下後方にあります．

> **POINT**
>
> 前頭葉には一次運動野，前頭眼野や運動性言語中枢があります．一次運動野には"ハル（HAL）"という「運動系の"小人（ホムンクルス）"」がいます．前頭眼野は眼球の側方注視をつかさどっています．運動性言語中枢が障害されると，「他人の話すことは理解できるが，自分の思っている言葉が出てこない状態」，すなわち"運動性失語症"を呈します．

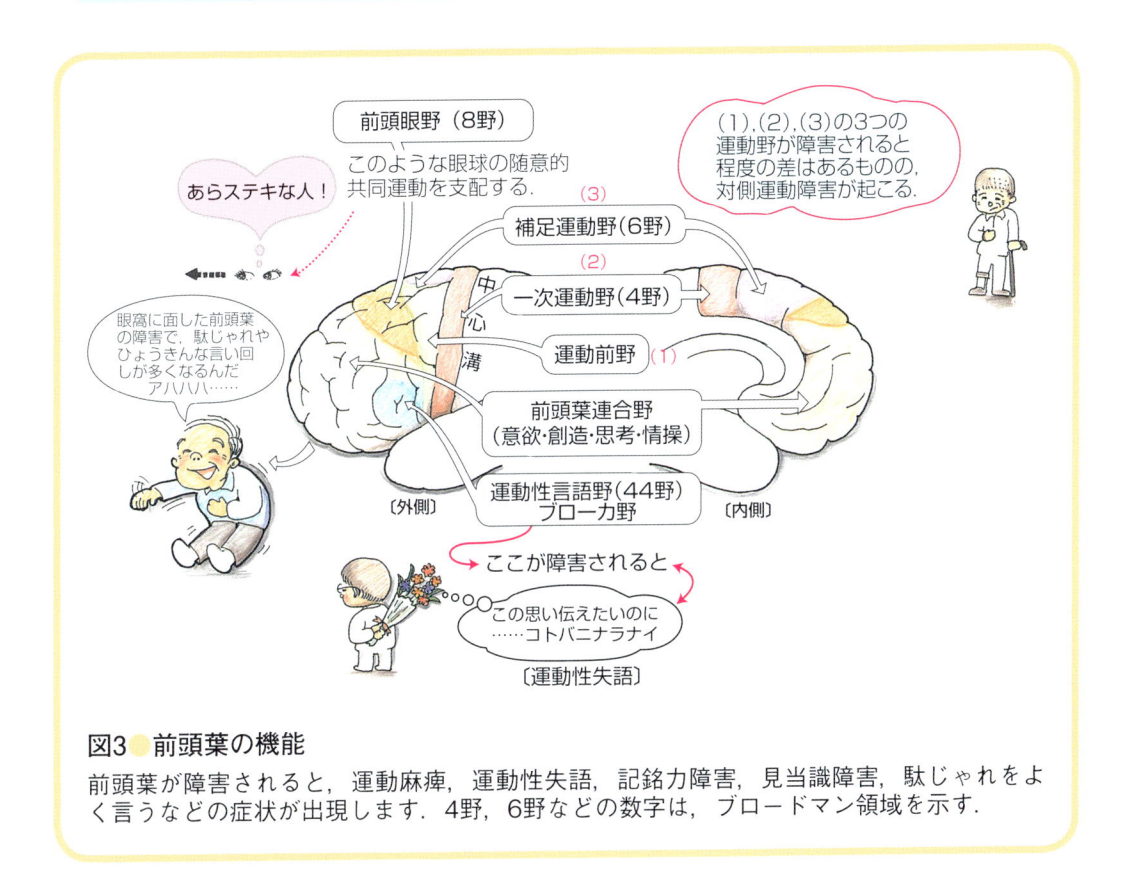

図3● 前頭葉の機能
前頭葉が障害されると，運動麻痺，運動性失語，記銘力障害，見当識障害，駄じゃれをよく言うなどの症状が出現します．4野，6野などの数字は，ブロードマン領域を示す．

- 運動性言語中枢が障害されると運動性失語症を呈します．
- 運動性失語症は失語症のひとつで，「他人の話すことは理解できますが，自分の思っている言葉が出てこない状態」を言います．
- 失語症とは言語中枢が障害されたときに生じる症状で，声帯や舌などの発語器官は正常であり，聴力障害もなく，かつ知能や意識の低下もないのに，言語や文字による表現や理解ができない状態です．

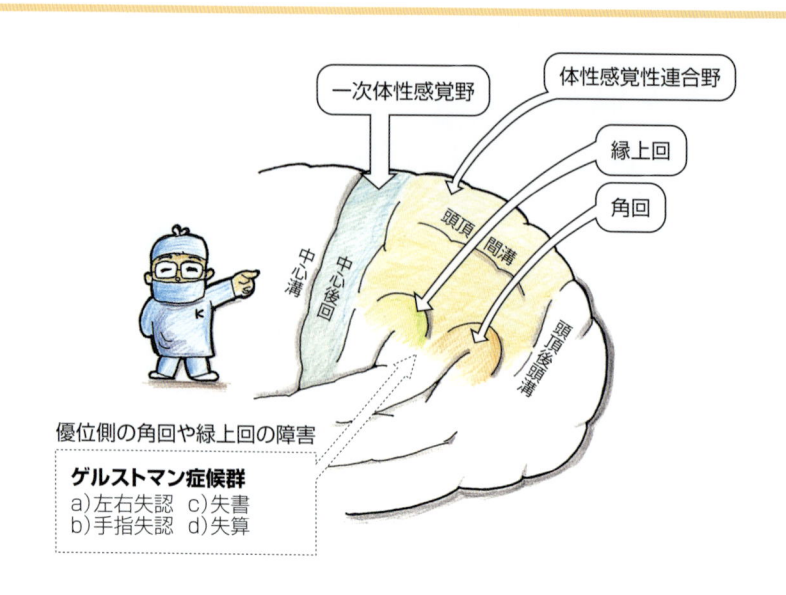

図4 ● 頭頂葉の機能
頭頂葉が障害されると，感覚障害，失認（感覚路の障害はないのに物体の認識ができない状態），失行（運動障害はないのに，運動行為ができない状態）やゲルストマン症候群などの症状が出現します．

優位側の角回や縁上回の障害

ゲルストマン症候群
a）左右失認　c）失書
b）手指失認　d）失算

頭頂葉

頭頂葉には中心後回の一次感覚野や頭頂連合野（空間における身体の位置，姿勢に関与）などがあります．

1）中心後回（図4）

- 中心後回（中心溝のすぐ後方）は一次体性感覚野で身体の体性感覚に関与しており，この部位が障害されると反対側の身体の体性感覚障害が生じます．一次感覚野にも運動野と同様に，顔（頭）を下方に向けて横たわっている感覚系の「小人」が存在します．

2）非優位側の頭頂葉

- 非優位側の頭頂葉の障害では，半側空間無視や着衣失行が見られます．
  - 半側空間無視とは，病変と反対側の方向へ注意を向けることが困難な状態です．
  - 失行とは，運動麻痺や運動失調などの運動障害がないのに，行うべき動作がうまくできないことを言います．たとえば，衣類を着たり脱いだりする動作ができない状態は，"着衣失行"です．

図5● 側頭葉の機能
側頭葉が障害されると，近時記憶障害，視野障害，聴覚障害や感覚性失語などの症状が出現します．

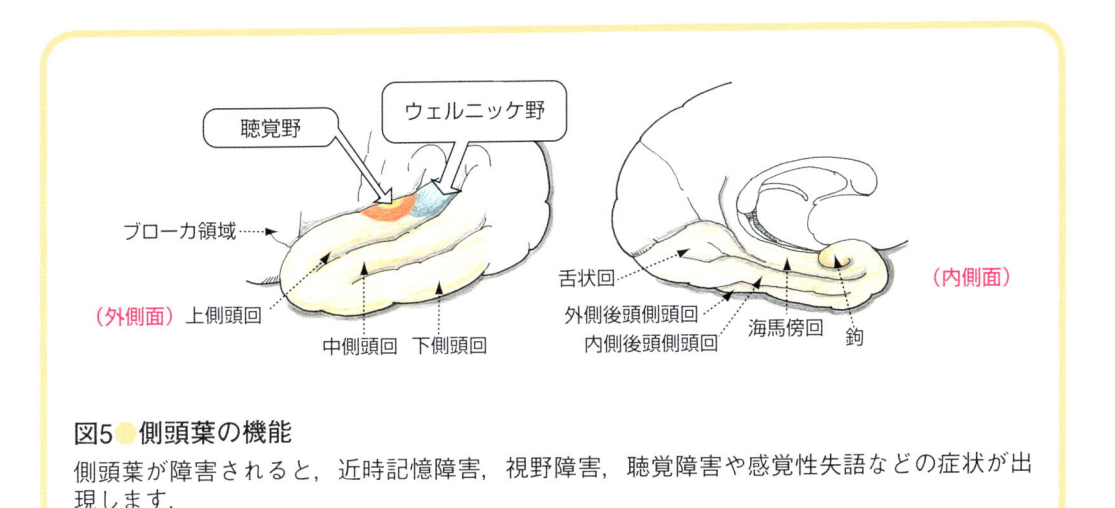

3）優位側の頭頂連合野

- 優位側の縁上回や角回（頭頂連合野）が障害されるとゲルストマン症候群を生じます（図4）．計算障害，左右識別障害，手指失認，失書を引き起こします．
  - 左右識別障害とは左右がわからなくなる状態です．
  - 失認とは，感覚路（視覚，聴覚や触覚など）を通じて対象物が何かを判定できないことです．
     視覚性失認：日常用いているものを見せてもそれが何であるかがわからない．
     手指失認：指定された指を示せなかったり，触れられた指が何指かを言えない．
  - 失書とは，字が書けないことです．

4）頭頂葉後下方の白質

- 頭頂葉後下方の白質には視放線の一部が通っています．
- この部位が障害されると，病変と反対側の下四分盲（1/4盲）が生じます．

> **POINT**
> 頭頂葉の一次感覚野にも，運動野と同様，感覚系の"小人（ホムンクルス）"がいます．非優位側の頭頂葉の広範な障害では半側空間無視や着衣失行が，優位側の縁上回や角回が障害されるとゲルストマン症候群を呈します．また，頭頂葉後下方の白質を通る視放線が障害されると病変と反対側の下四分盲（1/4盲）をきたします．

側頭葉

側頭葉は言語（感覚性），聴覚や記憶などに関与しています．

1）優位半球の側頭葉の上後方部

- 優位半球の側頭葉の上後方部（上側頭回）には感覚性言語野（ウェルニッケ野）があり（**図5左**），この部位が障害されると感覚性失語が生じます．感覚性失語症とは，「他人の話すことは理解できませんが，自分で話すことはできる状態」を言います．

2）聴覚野（ヘシュル横回）

- シルビウス裂の深部には聴覚野があり（**図5左**），この部位が障害されると聴覚障害が生じます．

3）側頭葉の前内側部（図5右）

- 側頭葉の前内側が障害されると近時記憶（最近の出来事の記憶）が障害されます．

4）側頭葉中央から後方の白質

- 側頭葉中央から後方の白質には視放線の一部が通っているので，この部位が障害されると病変と反対側の上四分盲（1/4盲）が生じます．

> **POINT**
> 側頭葉は感覚性言語，聴覚や記憶などに関与しています．優位半球の感覚性言語野が障害されると，「他人の話すことは理解できないが，自分で話すことはできる状態」，すなわち感覚性失語症を呈します．側頭葉の前内側部が障害されると近時記憶が障害されます．側頭葉中央から後方の白質を通る視放線が障害されると病変と反対側の上四分盲（1/4盲）をきたします．

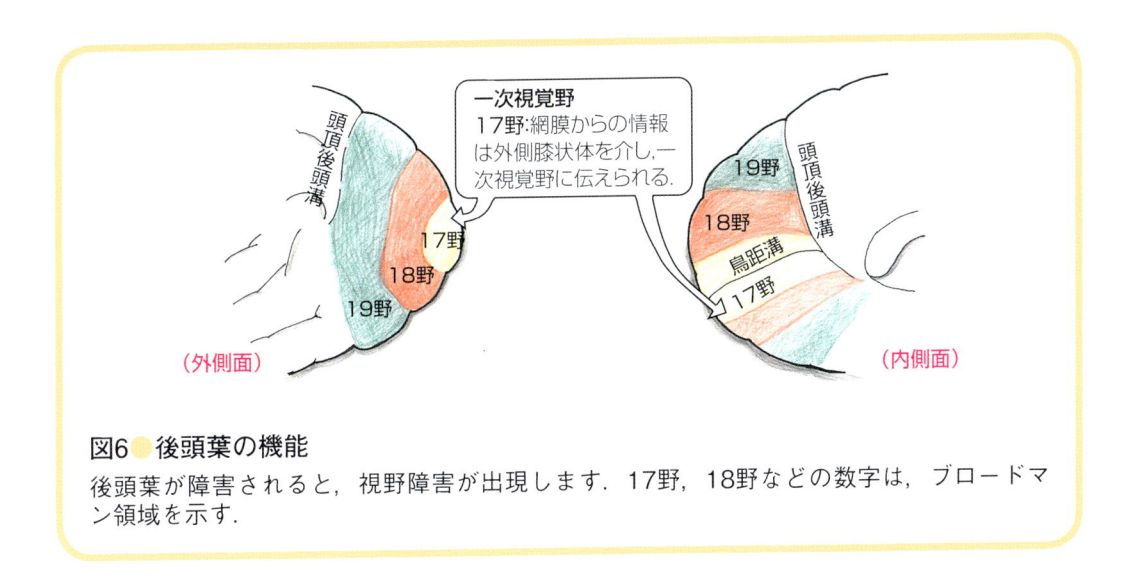

図6　後頭葉の機能
後頭葉が障害されると，視野障害が出現します．17野，18野などの数字は，ブロードマン領域を示す．

後頭葉
● 後頭葉は，おもに視覚に関与しています（図6）．
● 後頭葉が障害されると視野障害，すなわち病変と反対側の黄斑回避※を伴う同名性半盲が生じます．

※黄斑回避：視野欠損の中心部において小さく半円形に視野欠損が回避されている現象．中心の視野が保たれていること．

02 間脳

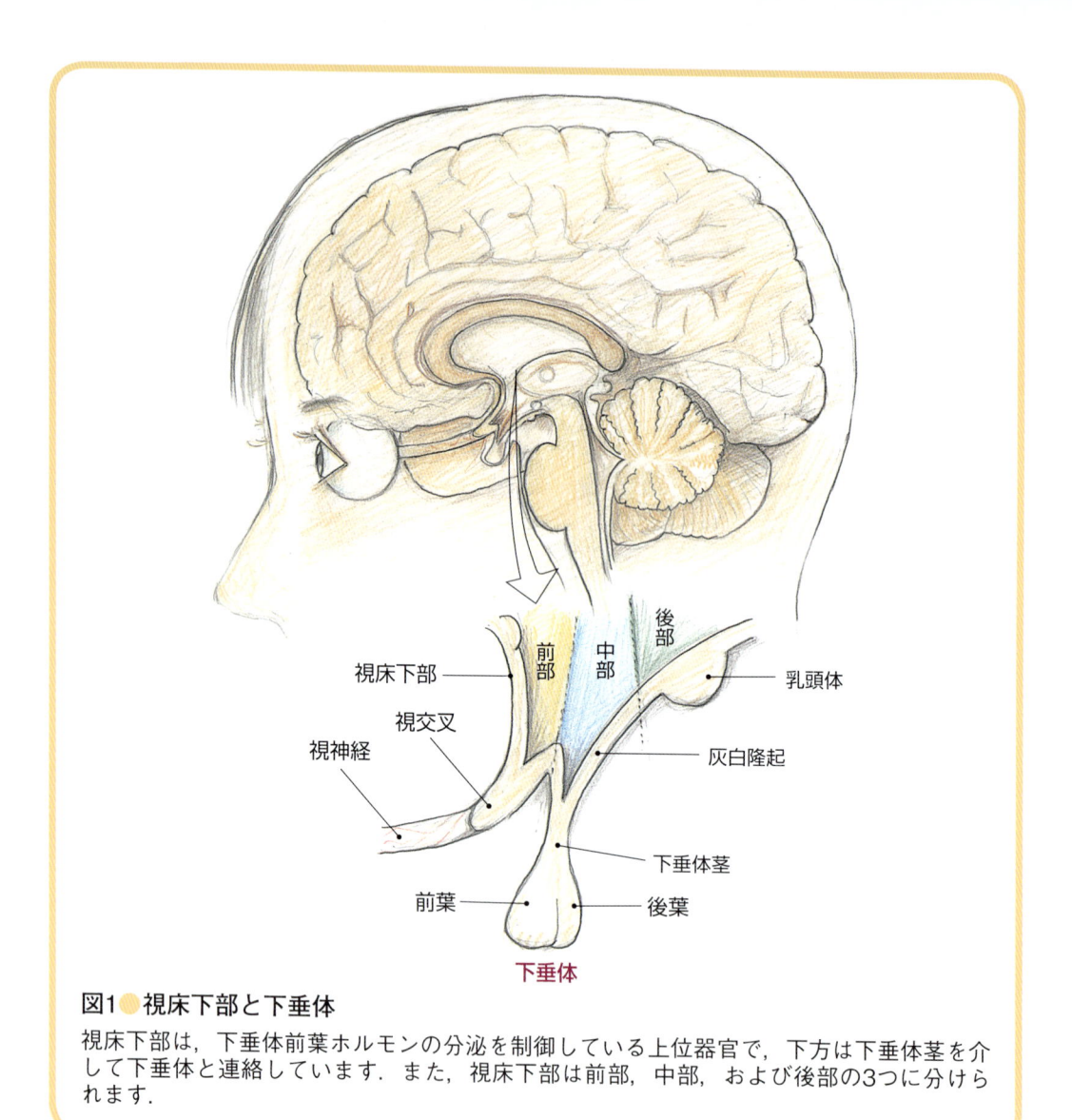

図1 ● 視床下部と下垂体

視床下部は，下垂体前葉ホルモンの分泌を制御している上位器官で，下方は下垂体茎を介して下垂体と連絡しています．また，視床下部は前部，中部，および後部の3つに分けられます．

● 間脳

　間脳は大脳半球に覆われているため，表面からは見えません．間脳は第三脳室の壁を形成し，視床脳（広義の視床）と視床下部に分けられます．視床脳は，視床上部，背側視床，腹側視床と視床後部に分けられますが，単に視床と呼ぶときは背側視床を指します．

視床

- 視床は間脳の背側に位置する大きな神経核の集合体（灰白質の塊）で，内側面は第三脳室の外側壁を形成しています（図2）.
- 視床は下方で視床下溝によって視床下部との境がつけられています.
- 視床は感覚（嗅覚を除く）の中継核です．すなわち，感覚情報は大脳皮質に至る前に一旦視床で中継されます.
    - 顔面以外の体性感覚は後外側腹側核（VPL）に中継され，大脳半球内側面や外側面上部の一次感覚野（下肢，体幹や上肢に相当）に線維を送っています.
    - 顔面の体性感覚は後内側腹側核（VPM）に中継され，大脳半球外側面下部の一次感覚野（顔面部に相当する）に線維を送っています.
    - 視覚は外側膝状体，聴覚は内側膝状体が中継核です.

【略語】 VPL：ventral posterolateral nucleus
VPM：ventral posteromedial nucleus

> **POINT**
> 視床は，感覚（嗅覚を除く）の中継核で，顔面以外の身体の体性感覚は後外側腹側核（VPL）に，顔面の体性感覚は後内側腹側核（VPM）に中継されます.

視床下部

- 視床下部は，自律神経系と内分泌系の最高中枢で，体温，電解質の調整，食欲，生殖や情動に関与しています.
- 視床下部は，下方で下垂体茎（ほぼ漏斗茎と同じ）を介して下垂体とつながっています（図1）.
- 視床下部は，前部，中部と後部の3つに分けられます（図1）.

前部
- 視索上核は抗利尿ホルモン（ADH，バゾプレッシンとも言う）を分泌しますが（図2），分泌されたホルモンは軸索を経由して下垂体後葉に到達します.
- 室傍核はオキシトシンを分泌しますが，分泌されたホルモンは軸索を経由して下垂体後葉に到達します.
- 前核は体温調節（温熱中枢）に関与しています.

図2 ● 視床下部の各神経核と機能
視床下部の区分，核の名称および機能には諸説あります．

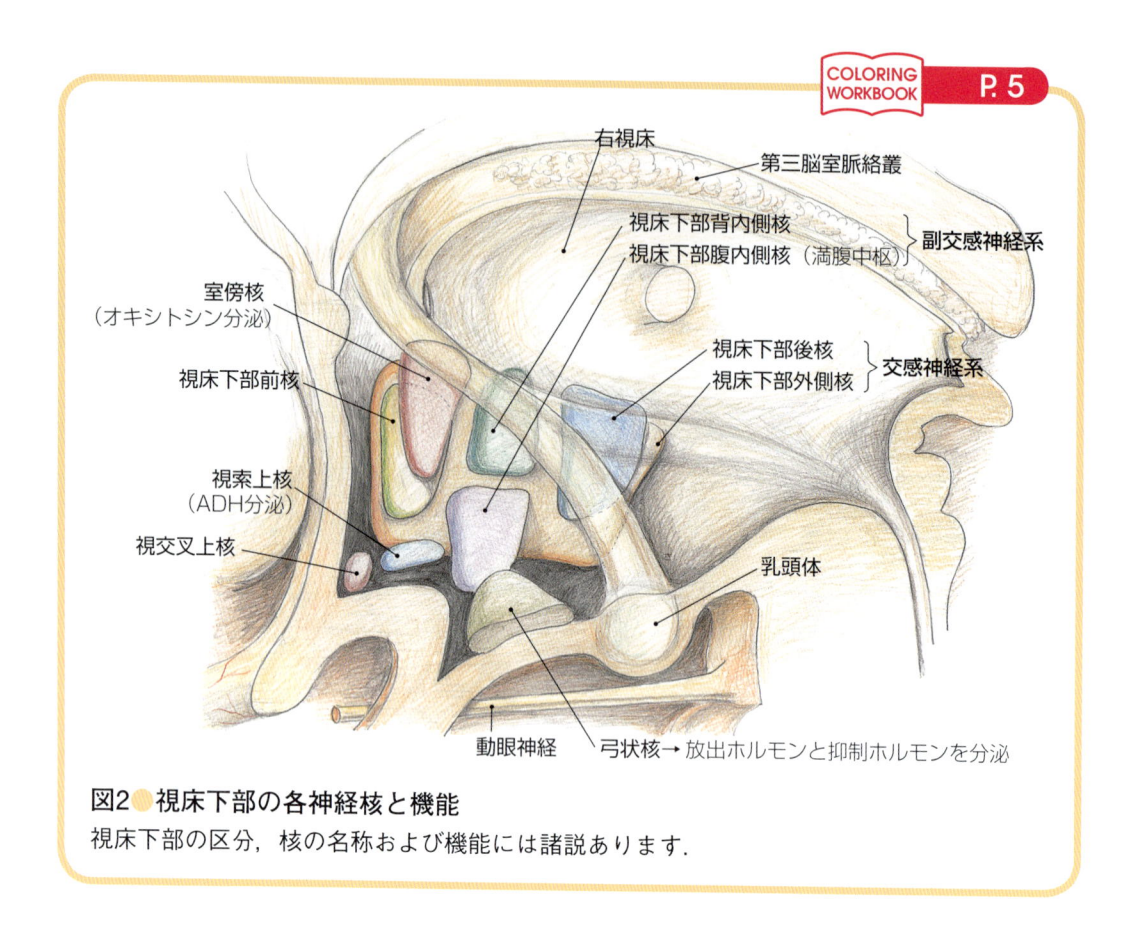

中部

- 背内側核は摂食中枢（空腹中枢）であり，副交感神経系と関係しています．
- 腹内側核は満腹中枢であり，副交感神経系と関係しています．
- 中部外側と後核は交感神経系と連絡しています．
- 弓状核（漏斗核）とその近傍の核からは，下垂体前葉ホルモンの分泌を促す放出ホルモンと分泌を抑制する抑制ホルモン（併せて視床下部ホルモンと呼ばれます）が分泌されますが（図2），これらの視床下部ホルモンは隆起漏斗路（隆起下垂体路）を通って漏斗に入り，下垂体門脈系を経て下垂体前葉に運ばれ，下垂体前葉ホルモンの分泌を調節しています．

後部

- 後核（後視床下野）は体温調節（寒冷中枢）に関与し，交感神経系と連絡しています（図2）．
- 乳頭体は，視床，脳弓を介し海馬とつながり，大脳辺縁系の一部を形成しています．

【略語】ADH：antidiuretic hormone

> **POINT**
> 視床下部は自律神経系と内分泌系の最高中枢で，下垂体茎を介して下垂体とつながっています．視索上核は抗利尿ホルモン（ADH）を，室傍核はオキシトシンを分泌します．また，弓状核およびその近傍の核からは下垂体前葉ホルモン放出ホルモンと抑制ホルモンが分泌されます．

視床下部ホルモン

視床下部ホルモンには，さきに述べたように下垂体前葉ホルモン放出ホルモンと抑制ホルモンがあります．視床下部ホルモンは下垂体前葉ホルモンの分泌を調節しており，下垂体門脈系を経て下垂体前葉に到達します．

視床下部ホルモンの種類

1）放出ホルモン
- 成長ホルモン放出ホルモン（GHRH），甲状腺刺激ホルモン放出ホルモン（TRH）や副腎皮質刺激ホルモン放出ホルモン（CRH）などがあります．

2）抑制ホルモン
- 成長ホルモン抑制ホルモン（GHIH，ソマトスタチンとも呼ばれます）やプロラクチン抑制ホルモン（PIH）があります．

下垂体

下垂体は下垂体窩（トルコ鞍の中央部の陥凹部）の中に収められ，下垂体茎（漏斗茎）により視床下部とつながっています（図1）．ちなみに，下垂体茎は，鞍隔膜の真ん中に開いている孔を通ります．

分類

下垂体は，腺下垂体と神経下垂体に分けられます．

1）神経下垂体
- 神経下垂体は視床下部の続きで，下垂体の後部を占めています．
- 神経下垂体は後葉と漏斗茎とに分けられますが，後葉は単なるホルモンの貯蔵および放出器官で，後葉自身は何らホルモンを産生していません．

図3 視床下部―下垂体―標的器官

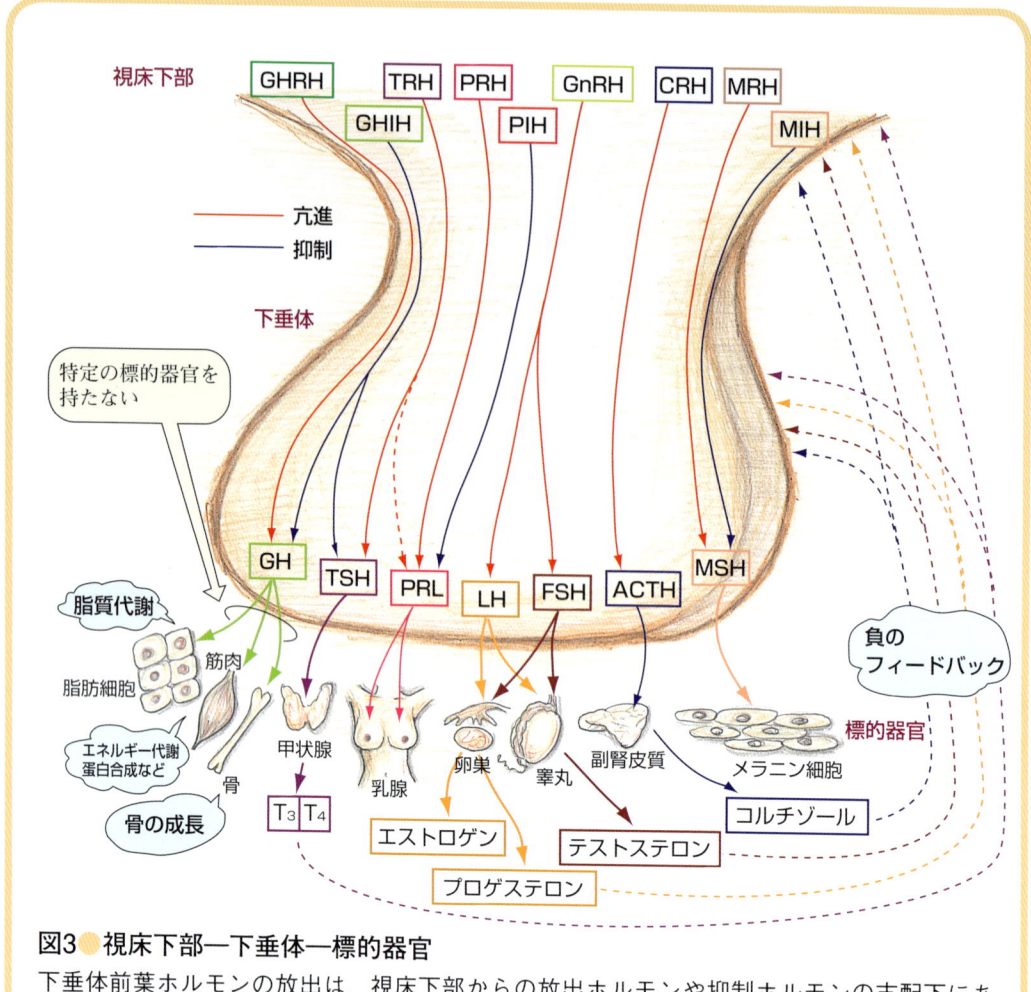

下垂体前葉ホルモンの放出は，視床下部からの放出ホルモンや抑制ホルモンの支配下にあります．また，末梢の標的内分泌腺（標的器官）と下垂体および視床下部との間には，負のフィードバック機構があります．

負のフィードバック機構とは，末梢の標的内分泌腺から分泌されるホルモンの血中濃度が低下すると視床下部からの放出ホルモンや下垂体前葉ホルモンの分泌が増加し，つねに血中のホルモン濃度を一定の範囲内に保つようにすることを言います．

※筋肉，骨，乳腺やメラニン細胞は，内分泌腺ではありません．

2）腺下垂体

- 腺下垂体は下垂体の前腹側部を占める内分泌腺です．
- 腺下垂体は前葉と中葉（中間葉）に分けられますが，前葉は腺下垂体の大部分を占め，各種の前葉ホルモンを分泌する腺細胞からなります．

下垂体に分布する動脈
- 前葉には，おもに，上下垂体動脈から血液が流れ込みます．
- 後葉には，おもに，下下垂体動脈から血液が流れ込みます．

下垂体ホルモン
1）前葉ホルモン
- 下垂体前葉からは，成長ホルモン（GH），乳腺刺激ホルモン（PRL，プロラクチン），甲状腺刺激ホルモン（TSH），副腎皮質刺激ホルモン（ACTH）や性腺刺激ホルモン（黄体形成ホルモン〔LH〕と卵胞刺激ホルモン〔FSH〕）が分泌されます．
- 下垂体前葉ホルモンは，視床下部からの放出ホルモンや抑制ホルモンにより制御されています（図3）．すなわち，放出ホルモンや抑制ホルモンは下垂体門脈系を経て下垂体前葉に運ばれ，前葉ホルモンの分泌を調節しています．

2）後葉ホルモン
- 後葉ホルモンには，抗利尿ホルモン（ADH）とオキシトシン（妊娠子宮収縮作用や乳汁射出作用）があります．
- 後葉ホルモンは視床下部の神経細胞体で産生され，軸索輸送により後葉に運ばれ，貯蔵されます．

下垂体前葉ホルモンの分泌調節機構—負のフィードバック機構
視床下部，下垂体前葉と末梢標的内分泌腺（甲状腺や副腎皮質など）との間には負のフィードバック機構が存在します（図3）．

- 末梢の標的内分泌腺（標的器官）から分泌される甲状腺ホルモンや副腎皮質ホルモンなどの血中濃度が，ある限界を超えて増加したときには負のフィードバック機構が働き，これらの放出ホルモンや下垂体前葉ホルモンの分泌は低下し，その結果，末梢の標的内分泌腺からのホルモン分泌は減少します．
- 一方，末梢の標的内分泌腺から分泌される甲状腺ホルモン，副腎皮質ホルモンなどの血中濃度が，ある限界を超えて減少した場合には負のフィードバック機構が弱まり，これらの放出ホルモンや下垂体前葉ホルモンの分泌は高まり，その結果，末梢の標的内分泌腺からのホルモン分泌は増加します．
- 負のフィードバック機構により，末梢血液中のホルモンは，つねに一定の範囲内に保たれます．

> **POiNT**
> 視床下部，下垂体前葉と末梢の標的内分泌腺との間には負のフィードバック機構が存在します．この負のフィードバック機構により，末梢血液中のホルモンはつねに一定の範囲内に保たれています．

【略語】

GHRH：growth hormone releasing hormone（成長ホルモン放出ホルモン）

TRH：thyrotropin releasing hormone（甲状腺刺激ホルモン放出ホルモン）

CRH：corticotropin releasing hormone（副腎皮質刺激ホルモン放出ホルモン）

GHIH：growth hormone inhibiting hormone（成長ホルモン分泌抑制ホルモン＝ソマトスタチン）

PIH：prolactin inhibiting hormone（プロラクチン抑制ホルモン）

GH：growth hormone（成長ホルモン）

PRL：prolactin（プロラクチン＝乳腺刺激ホルモン）

TSH：thyroid stimulating hormone（甲状腺刺激ホルモン）

ACTH：adrenocorticotrophic hormone（副腎皮質刺激ホルモン）

LH：luteinizing hormone（黄体形成ホルモン）

FSH：follicle stimulating hormone（卵胞刺激ホルモン）

ADH：antidiuretic hormone（抗利尿ホルモン）

PRH：prolactin releasing hormone（プロラクチン放出ホルモン）

GnRH：gonadotropin releasing hormone（性腺刺激ホルモン放出ホルモン）

MRH：melanocyte stimulating hormone releasing hormone（メラニン細胞刺激ホルモン放出ホルモン）

MIH：melanocyte stimulating hormone inhibiting hormone（メラニン細胞刺激ホルモン分泌抑制ホルモン）

MSH：melanocyte stimulating hormone（メラニン細胞刺激ホルモン）

T_3，T_4：甲状腺ホルモンで，T_3はトリヨードサイロニン（triiodothyronine），T_4はサイロキシン（thyroxine＝テトラヨードサイロニンtetraiodothyronine）

※ちなみに，T_3はTriiodothyronineの略称で，T_4はTetraiodothyronineの略称であり，3，4の数字はヨード原子を3つ，4つ持っているという意味です．

03 脳幹

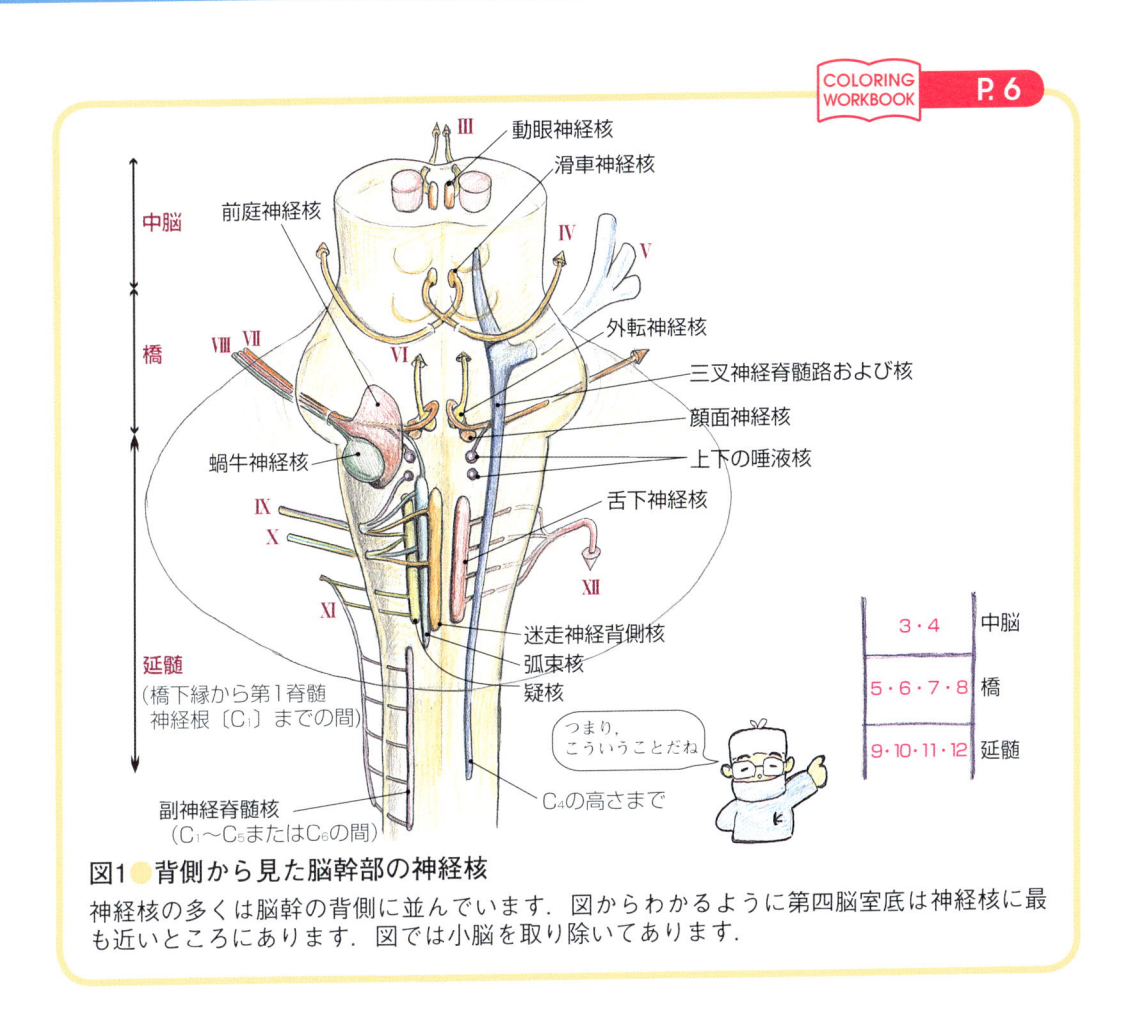

COLORING WORKBOOK P.6

図1● 背側から見た脳幹部の神経核
神経核の多くは脳幹の背側に並んでいます．図からわかるように第四脳室底は神経核に最も近いところにあります．図では小脳を取り除いてあります．

脳幹は，上から中脳，橋，延髄と3階建てになっています．脳幹には，12脳神経のうち3番から12番の脳神経核があります．それぞれの脳神経核が何階に住んでいるのかを覚えましょう．3, 4番が中脳，5～8番は橋，9～12番が延髄です（図1）．ちなみに，神経核とは神経細胞が集まった部位です．

POINT

脳幹は，中脳，橋と延髄から成ります．脳幹には，12脳神経のうち動眼神経（第3脳神経）から舌下神経（第12脳神経）の神経核があり，それぞれの脳神経が出入りしています．

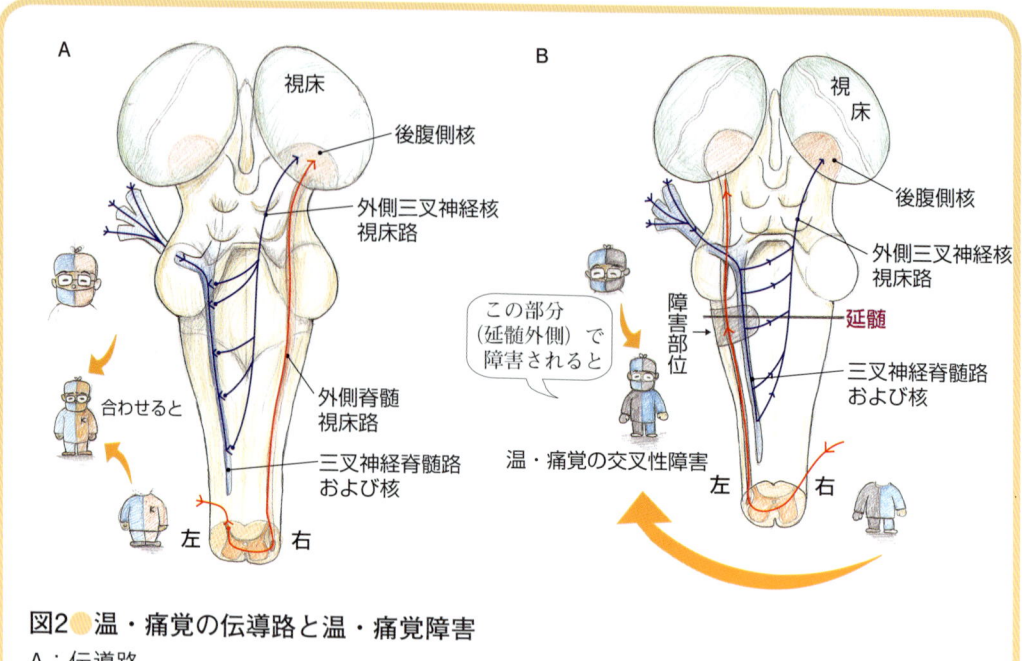

図2 ● 温・痛覚の伝導路と温・痛覚障害
A：伝導路
顔面の温・痛覚を伝える三叉神経線維は，橋に入ってから同側の脳幹内を延髄に向かって三叉神経脊髄路を下行し，その後交叉して反対側の視床に向かいます．顔面以外の身体の温・痛覚を伝える神経線維は，脊髄に入るとすぐに交叉して反対側の外側脊髄視床路を上行して視床へ入ります．
B：温・痛覚の低下
延髄外側部で三叉神経脊髄路および外側脊髄視床路が障害されると，患側の顔面の温・痛覚の低下と，患側とは反対側の身体の温・痛覚の低下という珍しいパターンが生じます．

特徴的な脳神経（核）

滑車神経

脳幹の背面から出る唯一の脳神経で，滑車神経核を出てすぐに中脳水道をぐるっと回って，交叉してから中脳を出ます（図1）．

外転神経と顔面神経

外転神経核と顔面神経核は隣接しています（図1）．顔面神経は核を出てすぐに外転神経核周囲をひと回りしてから外へ出ます（図1）．したがって，末梢性顔面神経麻痺と同側の外転神経麻痺が見られた場合，病巣は同側の橋であると診断できます．

三叉神経

顔面の温・痛覚を伝える三叉神経（三叉神経脊髄路）は，橋に入ってから同側の脳幹内を延髄に向かって下行します（その後，正中で交叉し反対側の脳幹を上行して視床の後内

側腹側核に入ります．**図2**）．一方，顔面以外の身体の温・痛覚を伝える神経線維は，脊髄に入るとすぐに交叉して反対側の外側脊髄視床路を上行して視床（後外側腹側核）に入ります（**図2**）．したがって，反対側を上行してくる外側脊髄視床路と下行してくる三叉神経脊髄路は延髄においてのみ接近しています（**図2B**）．もし両者が延髄外側部で障害を受けた場合，病巣部位と同側の顔面の温・痛覚低下と，病巣部位と反対側の身体の温・痛覚の低下を生じます（**図2B**）．頸部から上と下とでは左右が逆の温・痛覚低下が生じるという珍しいパターンが生じますが，顔面と，顔面と反対側の半身の温・痛覚低下が一つの病巣から生じていると考えた場合，その病巣部位は「三叉神経脊髄路と外側脊髄視床路とが接近している延髄の外側部である」と診断できます．

> **POiNT**
> 顔面の痛・温覚低下と，顔面と反射側の身体の痛・温覚の低下を認めた場合，その病巣単位は延髄外側部です．

04 小脳

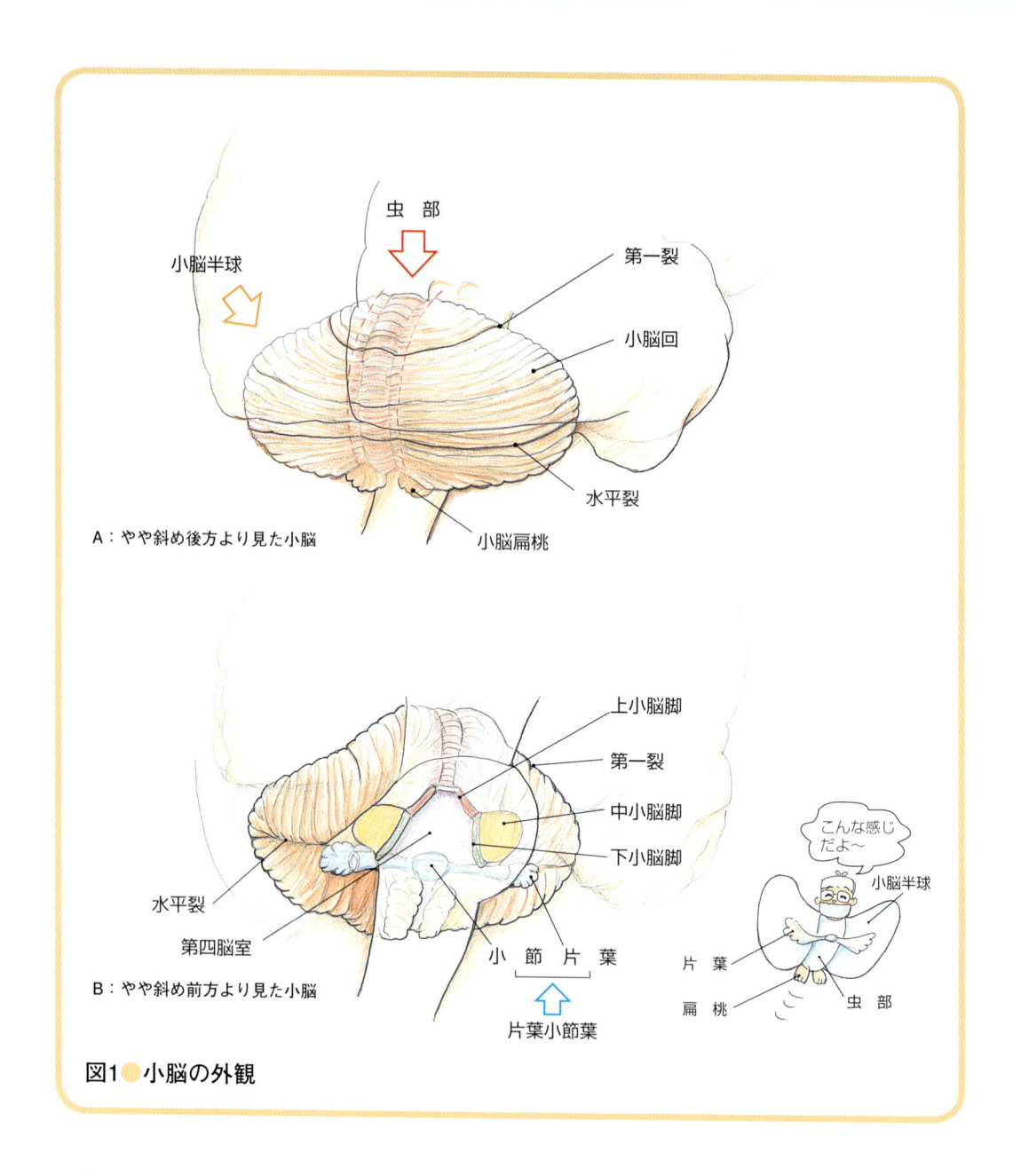

図1● 小脳の外観

A：やや斜め後方より見た小脳

B：やや斜め前方より見た小脳

小脳は後頭蓋窩にあり，後頭葉とは小脳テントにより境されています．脳幹の背側にあり，第四脳室の天井をつくっています（**図1B**）．

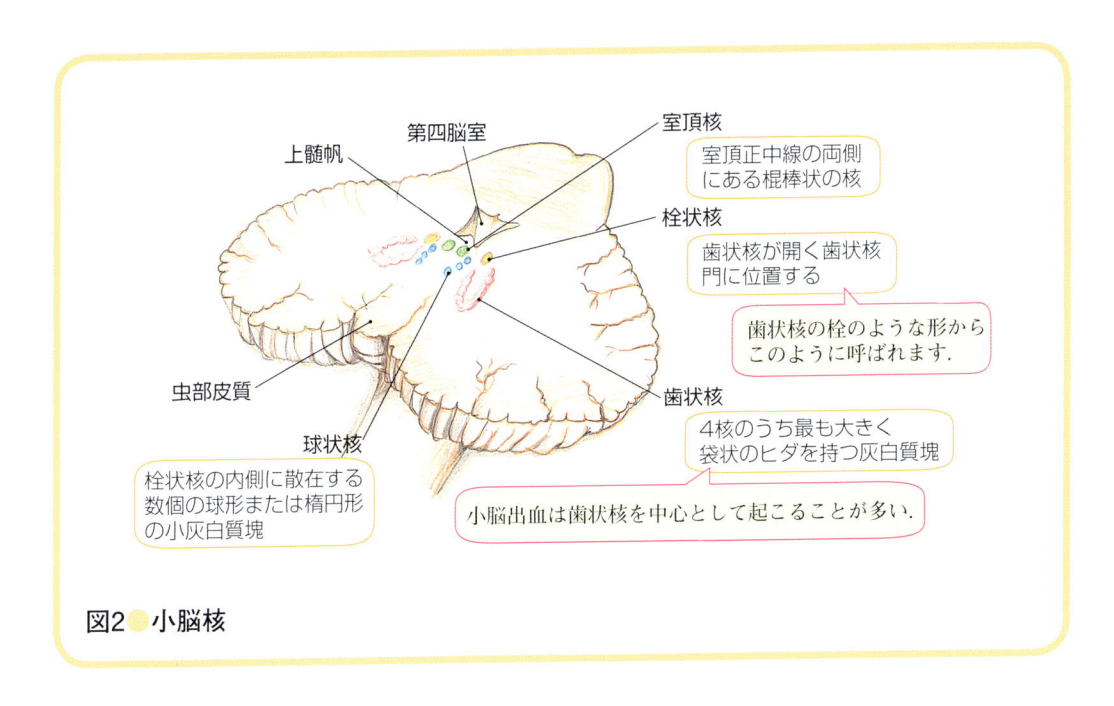

図中ラベル:
- 第四脳室
- 上髄帆
- 室頂核：室頂正中線の両側にある棍棒状の核
- 栓状核：歯状核が開く歯状核門に位置する
- 歯状核：4核のうち最も大きく袋状のヒダを持つ灰白質塊／歯状核の栓のような形からこのように呼ばれます／小脳出血は歯状核を中心として起こることが多い．
- 球状核：栓状核の内側に散在する数個の球形または楕円形の小灰白質塊
- 虫部皮質

図2　小脳核

小脳半球と小脳虫部
- 小脳は，矢状方向に走る浅い溝により，小脳半球と小脳虫部とに分けられます（**図1A**）．
- 後方より見た小脳を，羽を広げたチョウに例えると，左右の羽が小脳半球で，真ん中の胴体部が小脳虫部です（**図1B**）．

前葉，後葉，片葉小節葉
- 小脳は，深い溝（小脳溝）により，前葉，後葉と片葉小節葉の3葉に分けられます．

小脳核（図2）
- 小脳の深部には灰白質の塊である核が4つあります．
  ①室頂核
  ②球状核
  ③栓状核
  ④歯状核

小脳脚
- 小脳と脳幹は小脳脚でつながっています（**図3**）．

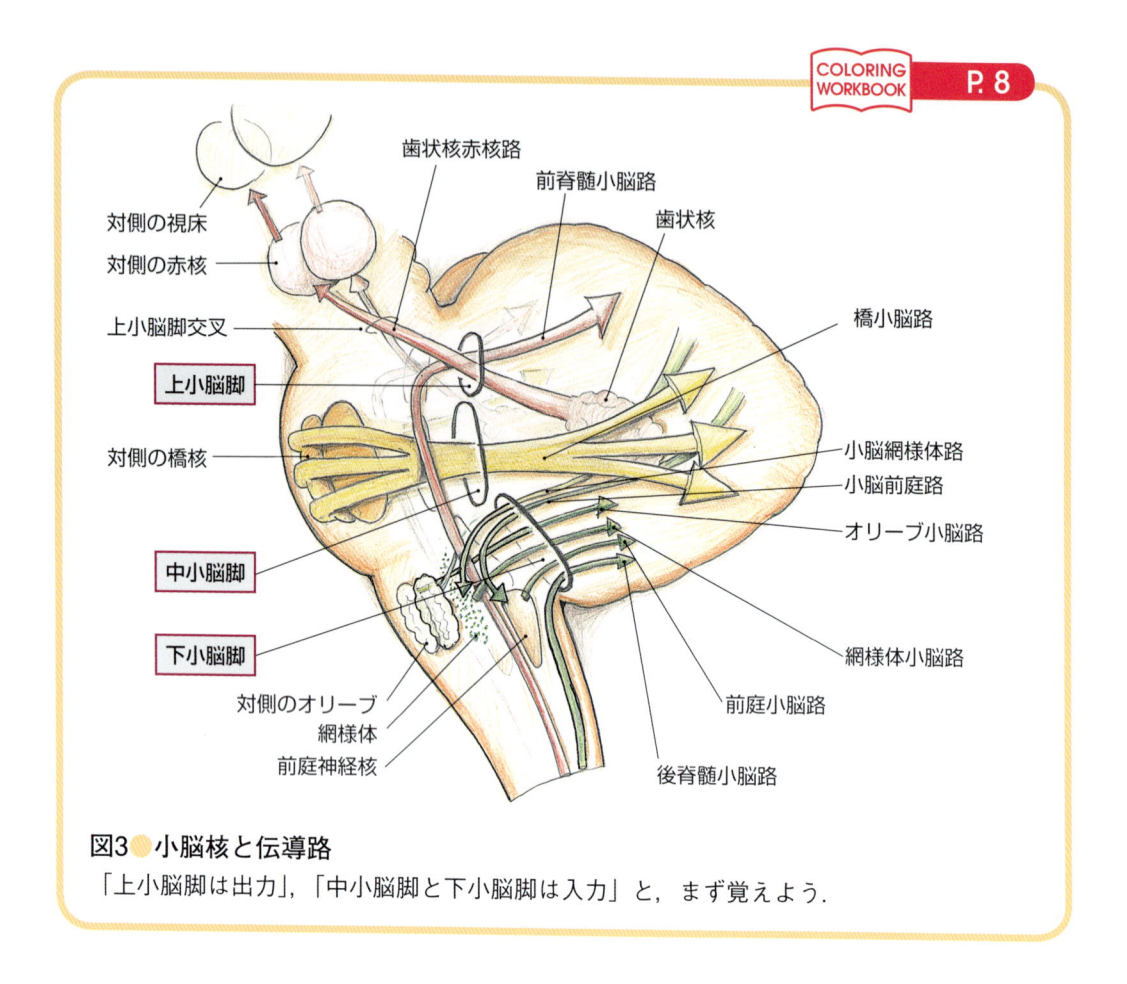

図3 ● 小脳核と伝導路
「上小脳脚は出力」，「中小脳脚と下小脳脚は入力」と，まず覚えよう．

上小脳脚（図3）

- 上小脳脚は小脳と中脳とを連絡しています．
- 上小脳脚には小脳核から赤核や視床へ行く線維（歯状核赤核路，小脳視床路）が通っていますが，これらの伝導路は上小脳脚を通過後交叉します（上小脳脚交叉）．

中小脳脚（橋腕）（図3）

- 中小脳脚は小脳と橋を連絡しています．
- 中小脳脚には大脳皮質から橋核を経て小脳に行く線維（橋小脳路）が通っています．

下小脳脚（索状体）（図3）

- 下小脳脚は小脳と延髄を連絡しています．
- 下小脳脚には脊髄および延髄から小脳に行く線維（後脊髄小脳路など）が通っています．

● **働き**

- 小脳半球は運動が円滑に行われるように制御しています．
- 小脳虫部は姿勢の保持や歩行の制御を行っています．
- 片葉小節葉は身体の平衡感覚を制御しています．

> **POiNT**
> 小脳は後頭蓋窩で脳幹の背側にあり，脳幹とは小脳脚でつながっています．小脳は運動を円滑にしたり，姿勢の保持，歩行の制御や平衡感覚に関与しています．

05 脳室系と髄液循環

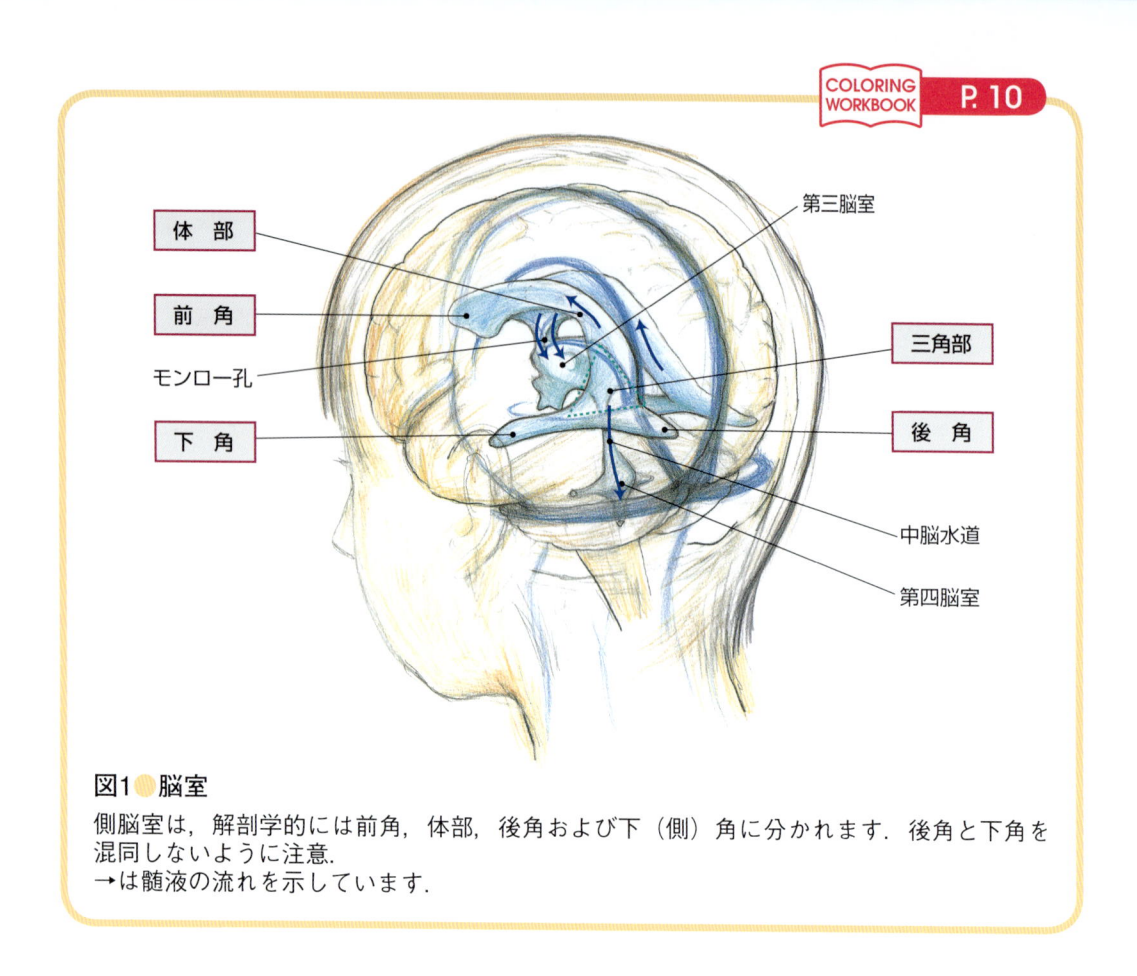

図1 脳室
側脳室は，解剖学的には前角，体部，後角および下（側）角に分かれます．後角と下角を混同しないように注意．
→は髄液の流れを示しています．

脳室系

　脳室系には，左右の大脳半球内部の腔である側脳室，間脳内部の正中にある腔の第三脳室，および延髄・橋と小脳との間にある腔の第四脳室があります（図1）．

側脳室（図1）

- 側脳室は尾状核と視床を取り囲むようにあります
- 側脳室は1対のモンロー孔（室間孔）により第三脳室とつながっています．
- 側脳室は，解剖学的には次の4つの部分に分けられます．放射線学的には体部の後1/3と下角の後部が合する部分を三角部と呼びます（図1）．
  ・前角：室間孔より前方の前頭葉内にある部分．
  ・体部（中心部）：室間孔後端から脳梁膨大近辺までの主として頭頂葉内にある部分．

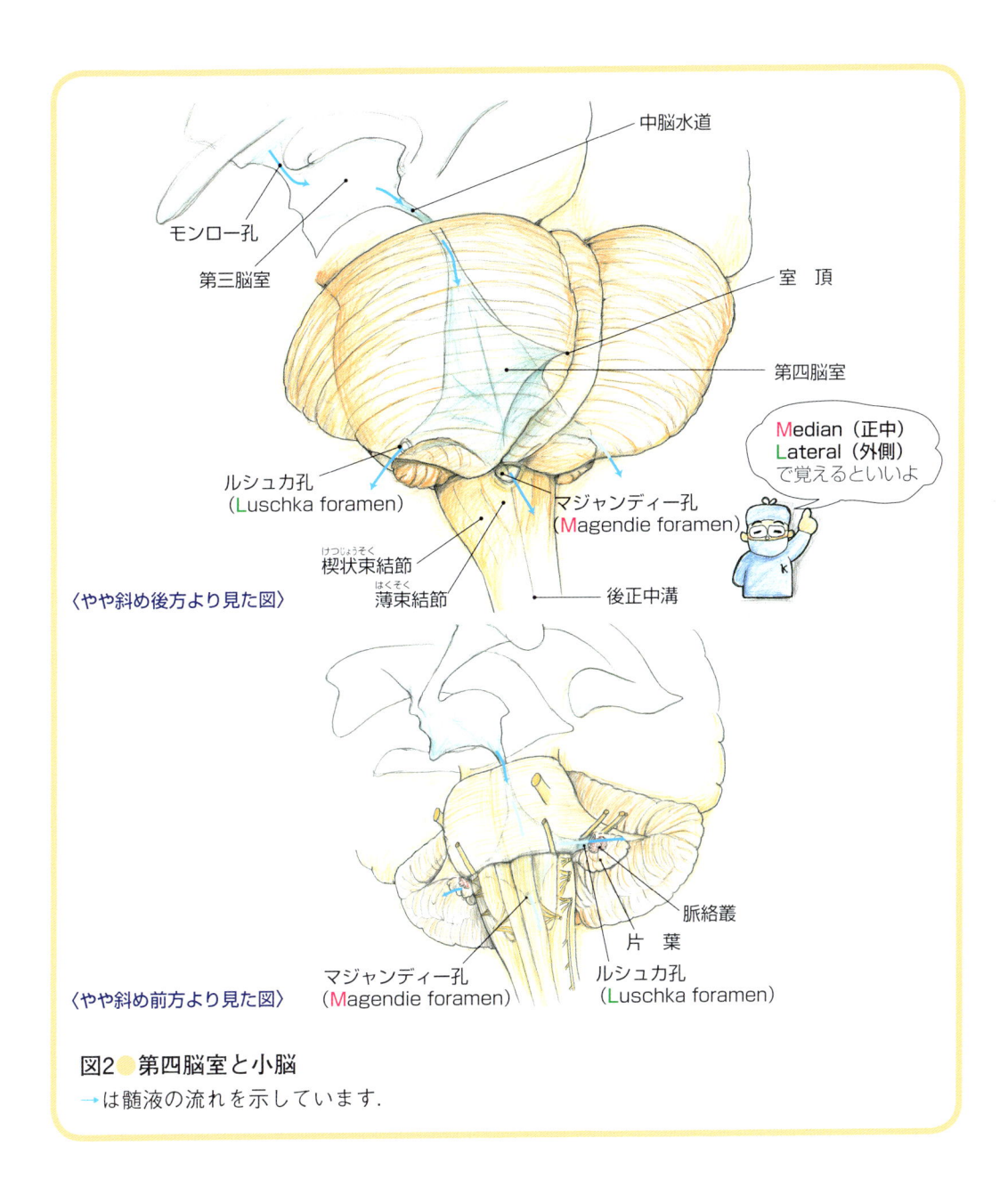

図2 ● 第四脳室と小脳
→は髄液の流れを示しています．

〈やや斜め後方より見た図〉

ラベル：中脳水道／モンロー孔／第三脳室／室頂／第四脳室／ルシュカ孔（Luschka foramen）／マジャンディー孔（Magendie foramen）／楔状束結節（けつじょうそく）／薄束結節（はくそく）／後正中溝

Median（正中）
Lateral（外側）
で覚えるといいよ

〈やや斜め前方より見た図〉

ラベル：脈絡叢／片葉／マジャンディー孔（Magendie foramen）／ルシュカ孔（Luschka foramen）

・後角：後頭葉内にある部分．
・下角（側角）：側頭葉内にある部分．

第三脳室

● 第三脳室の壁は，間脳により形成されています．
● 第三脳室と側脳室とを隔てているのは，脳弓と脈絡組織です．

第2章 脳の構造

35

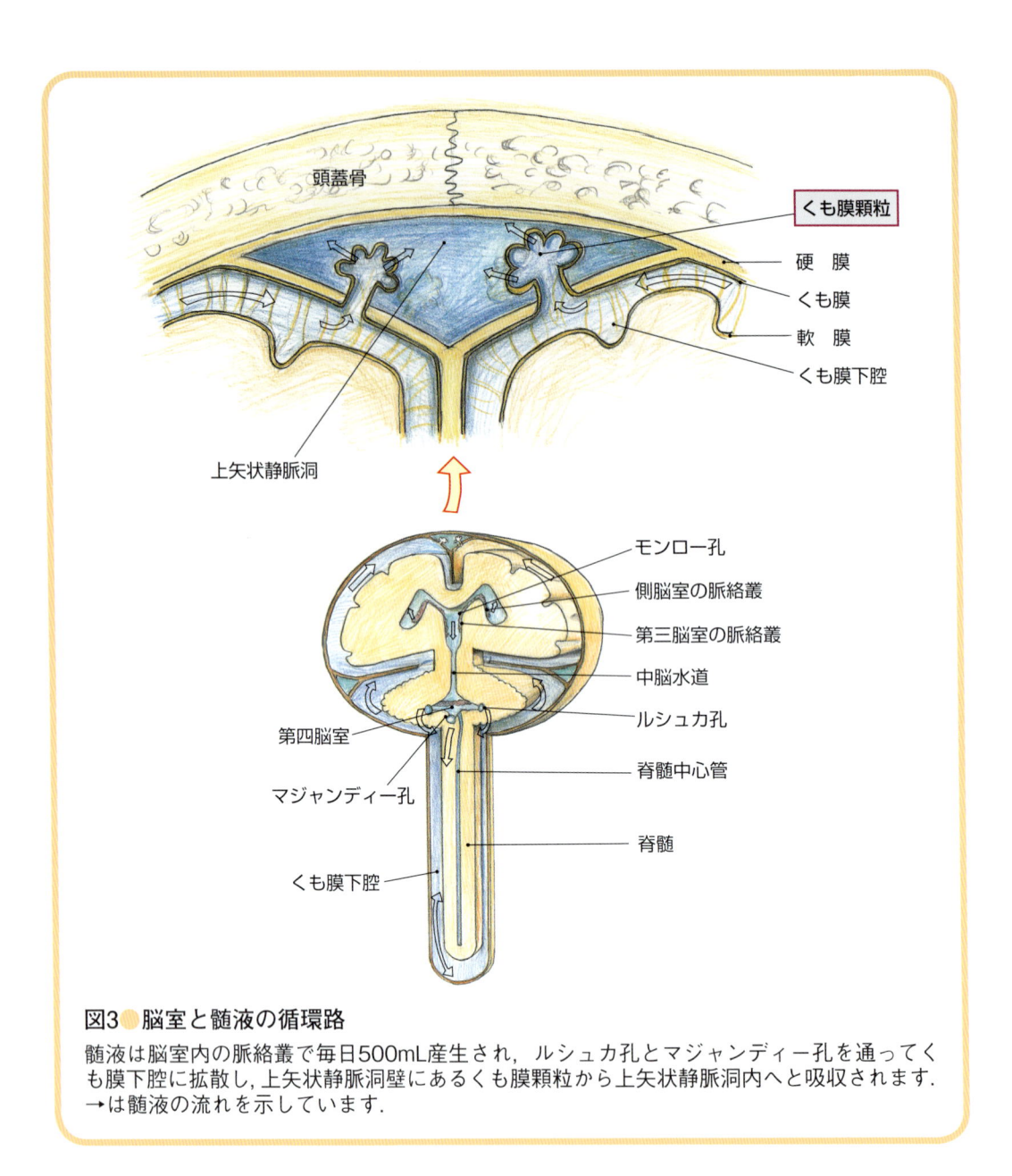

図3 脳室と髄液の循環路
髄液は脳室内の脈絡叢で毎日500mL産生され，ルシュカ孔とマジャンディー孔を通ってくも膜下腔に拡散し，上矢状静脈洞壁にあるくも膜顆粒から上矢状静脈洞内へと吸収されます．→は髄液の流れを示しています．

- 第三脳室は，1対のモンロー孔により左右の側脳室と連絡しています．
- 第三脳室は，中脳水道（シルビウス水道）を経て第四脳室につながっています（**図2**）．

第四脳室

- 第四脳室は，底部と上壁とに分けられます．
- 第四脳室は，中脳水道により第三脳室とつながっています．

- 第四脳室の前外側にある外側口（ルシュカ孔），後方正中にある正中口（マジャンディー孔）によりくも膜下腔と連絡しています（**図2, 3**）．

髄液循環
- 各脳室内には脈絡叢があり，脳脊髄液を産生しています．
- 側脳室の脈絡叢で産生・分泌された髄液は，
  - モンロー孔（室間孔）を通って第三脳室へ行き，その後，中脳水道を通って第四脳室へと流れていきます．
  - 次いで，第四脳室外側口（ルシュカ孔）や第四脳室正中口（マジャンディー孔）を通って頭蓋内や脊柱管内のくも膜下腔へ，そして一部は第四脳室から直接脊髄中心管へと流れていきます（**図3**）．
- 頭蓋内のくも膜下腔の髄液は，主として上矢状静脈洞付近にあるくも膜顆粒（パッキオニ小体）から上矢状静脈洞内に吸収され，血液循環路に流出していきます（**図3**）．
- 髄液の1日の産生量は平均約500mLで，1日に約3〜4回入れ替わっています．
- 正常成人の腰部での脳脊髄液圧は（側臥位），60〜180mmH$_2$Oです．

> **POINT**
> 髄液の流れですが，側脳室の髄液は，モンロー孔→第三脳室→中脳水道→第四脳室へと流れていきます．次いで，ルシュカ孔やマジャンディー孔を通って頭蓋内や脊柱管内のくも膜下腔へ，一部は第四脳室から直接脊髄中心管へと流れていきます．そして，頭蓋内くも膜下腔の髄液は上矢状静脈洞付近のくも膜顆粒から上矢状静脈洞内に吸収され，血液循環路に流出し心臓に戻ります．
> 髄液の1日の産生量は平均約500mLで，1日に約3〜4回入れ替わっています．

第3章

脳神経

- 01 脳神経
- 02 嗅神経と視神経
- 03 動眼神経，滑車神経，外転神経
- 04 三叉神経
- 05 顔面神経，内耳神経
- 06 舌咽神経，迷走神経，副神経，舌下神経

01 脳神経

図の名称（左側、上から下）:
- 視交叉
- 下垂体茎
- 乳頭体
- オリーブ

図の名称（右側、上から下）:
- 嗅神経
- 視神経
- 動眼神経
- 滑車神経
- 三叉神経
- 外転神経
- 顔面神経
- 聴神経
- 舌咽神経
- 迷走神経
- 副神経
- 舌下神経

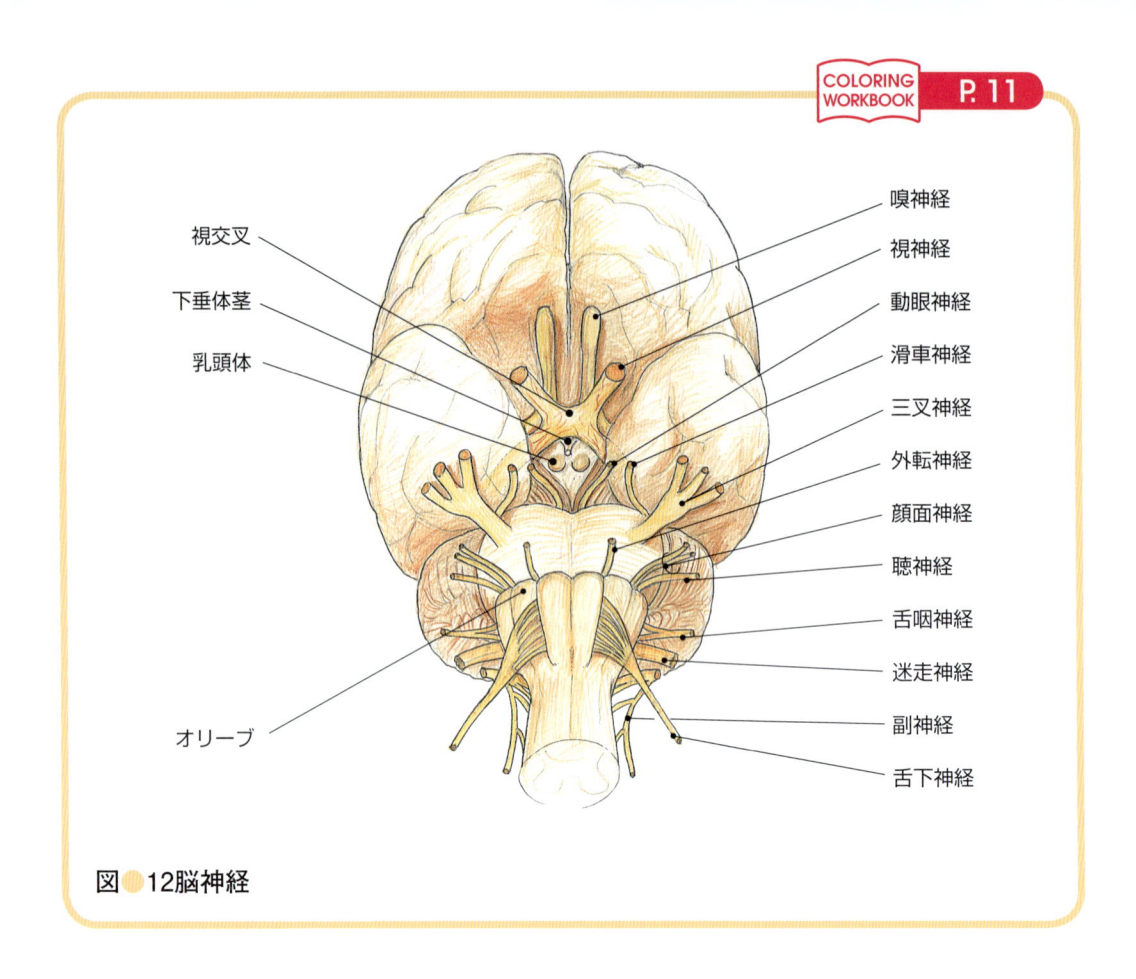

図　12脳神経

　脳神経は脳から直接出入りする末梢神経で，12対あります．12対の脳神経には感覚神経，運動神経や自律神経が含まれていますが，自律神経としてあるのは副交感神経のみで，交感神経は含まれていません．

> **POINT**
> 「嗅いで（嗅神経）視る（視神経），動く（動眼神経）車（滑車神経）は三つ（三叉神経）あり．外（外転神経）に顔（顔面神経）聴く（聴神経），舌（舌咽神経）に迷う（迷走神経）副舌（副神経，舌下神経）」と覚えてください．各脳神経が通る頭蓋底の孔は決まっているので，セットで覚えてください．

02 嗅神経と視神経

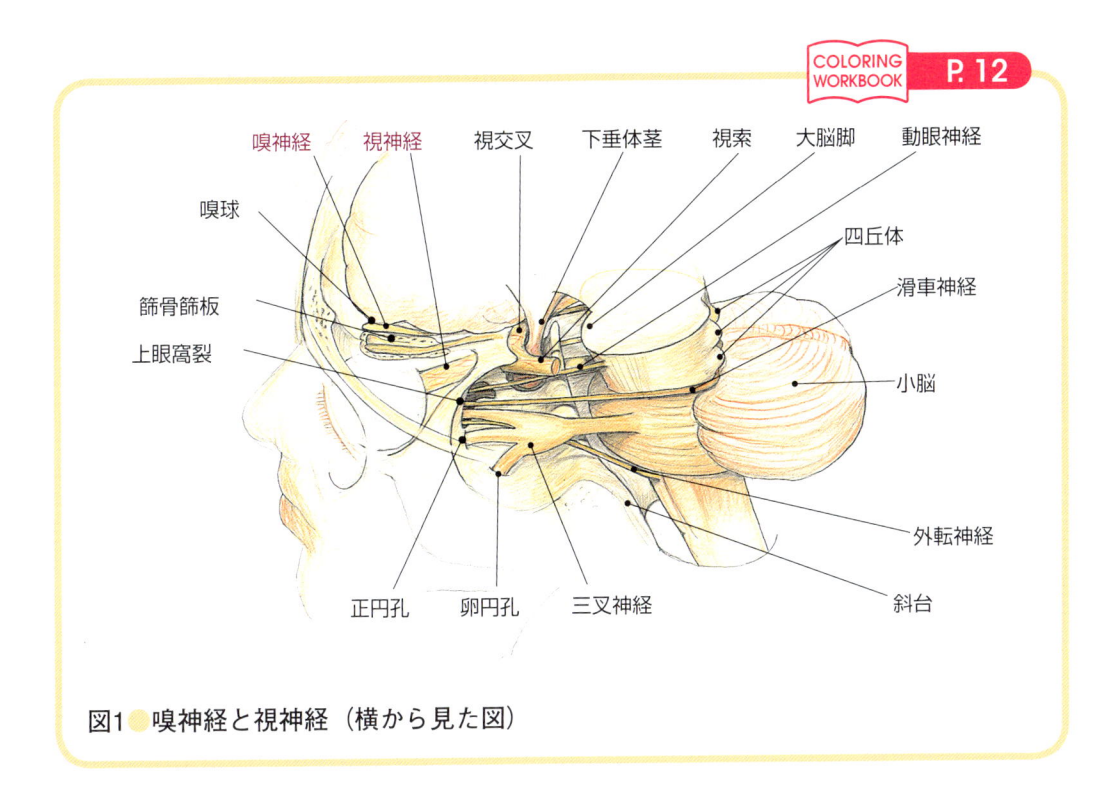

図1 ● 嗅神経と視神経（横から見た図）

嗅神経

- 第1脳神経は嗅神経です．
- 嗅神経は嗅覚を伝える感覚神経です．
- 嗅神経は前頭葉底面を前方に向かって横たわるように走行しています（図1, 2）．
- 嗅神経は篩骨篩板の上にあります．
- 嗅神経の先端は膨らんでいて，この部分を嗅球と呼びます（図1）．

視神経

- 第2脳神経は視神経です．
- 視神経は視覚情報を伝える感覚神経です．
- 視神経を大脳の底面から見ると，下垂体茎の前でX字型を表しています．このX部を視交叉と呼びます（図1, 2）．
  ・視交叉では，交叉する線維と交叉しない線維とがあります．言い換えると，網膜耳側

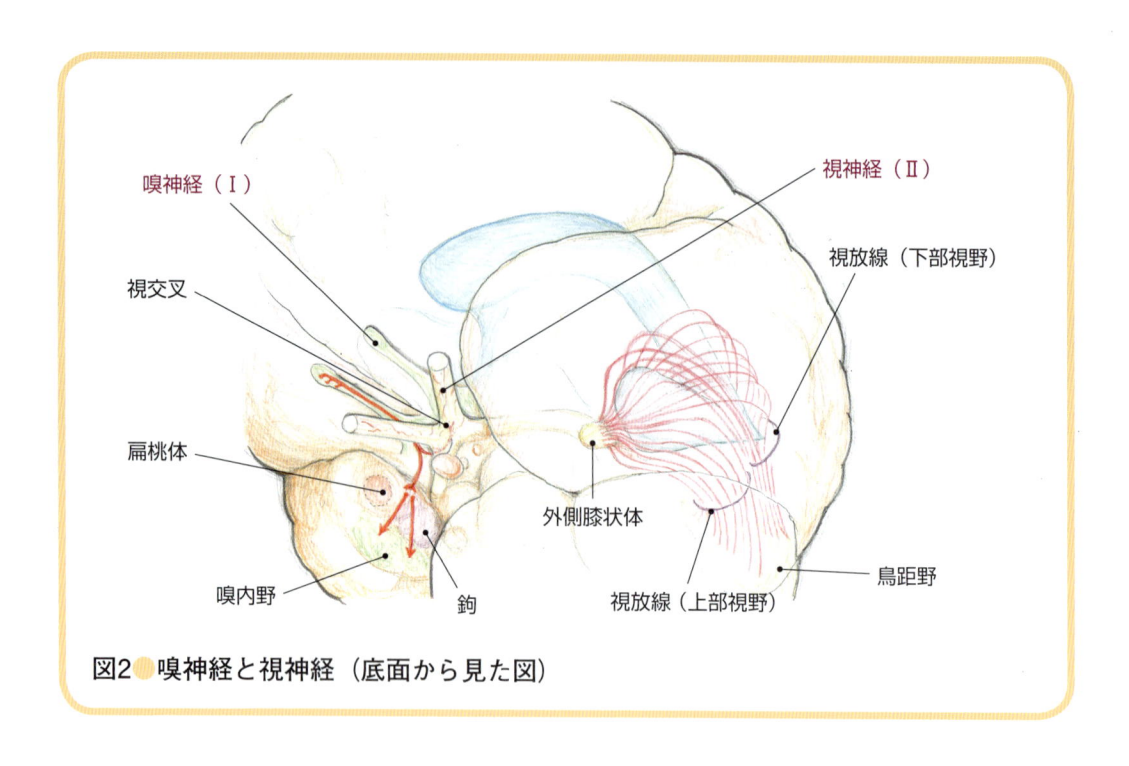

図2 ● 嗅神経と視神経（底面から見た図）

からの神経線維（視野では鼻側からの情報）は交叉せずに同側の視索から外側膝状体に，網膜鼻側からの神経線維（視野では耳側からの情報）は交叉して反対側の視索から外側膝状体に至ります．これを半交叉と言います．
● 視神経は視神経管を通ります．

POINT

視神経は下垂体茎の前でX字型を呈しており，このX部を視交叉と呼びます．視交叉では交叉する線維と交叉しない線維があります．言い換えれば，網膜耳側からの神経線維（視野では鼻側からの情報）は交叉せずに同側の視索に，網膜鼻側からの神経線維（視野では耳側からの情報）は交叉して反対側の視索に行きます．これを半交叉と言います．

03 動眼神経，滑車神経，外転神経

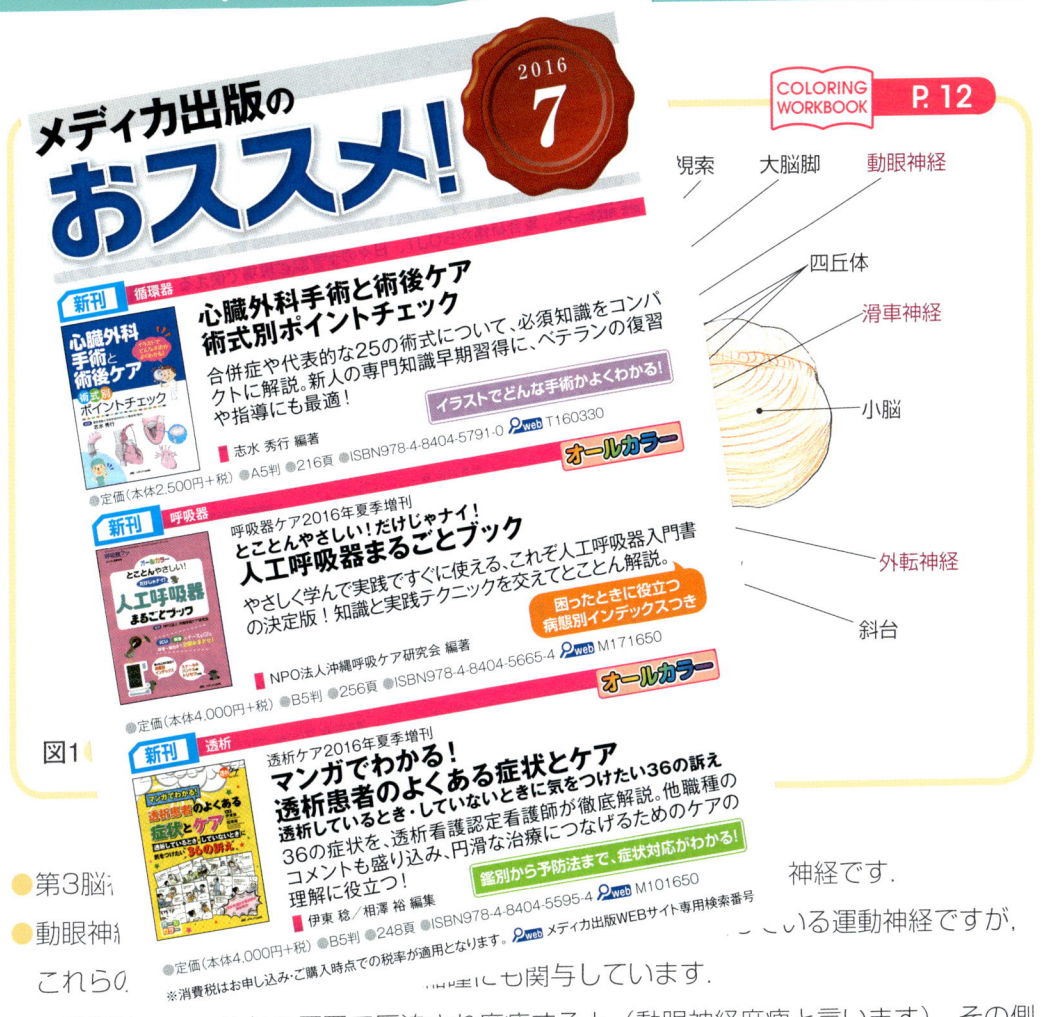

第3章 脳神経

図中ラベル: 視索／大脳脚／動眼神経／四丘体／滑車神経／小脳／外転神経／斜台

COLORING WORKBOOK P.12

- 第3脳神...　　　　　　　　　　　　　　　　　　神経です．
- 動眼神経...　　　　　　　　　　　　　　　　ている運動神経ですが，これら...　　　　　　　　　　　瞳孔にも関与しています．
- 動眼神経が何らかの原因で圧迫され麻痺すると（動眼神経麻痺と言います），その側の瞳孔は散大します．その結果，瞳孔不同という状態となります．
- 一側の瞳孔散大は脳ヘルニア（鉤ヘルニア）の重要な徴候の一つです．

POINT

脳圧が上昇しているときの一側の瞳孔散大（瞳孔不同）は，鉤ヘルニアの重要な徴候です．

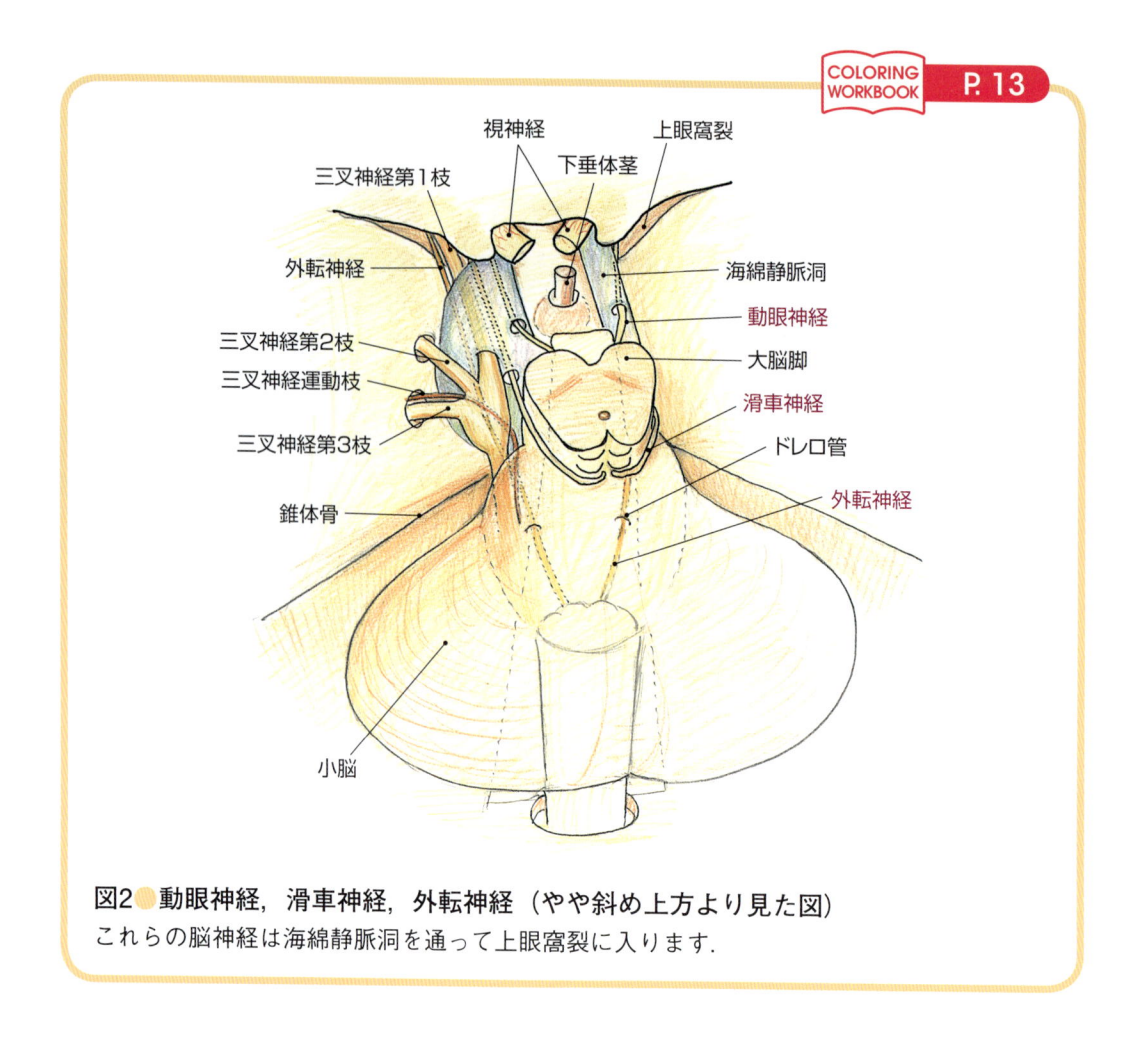

図2● 動眼神経，滑車神経，外転神経（やや斜め上方より見た図）
これらの脳神経は海綿静脈洞を通って上眼窩裂に入ります．

- 動眼神経は中脳腹側の大脳脚の間から，滑車神経は中脳背側から，外転神経は橋と延髄の境界の腹側正中から，それぞれ上眼窩裂へ向かいます（**図1, 2**）．
  - 滑車神経は背側から出る唯一の脳神経で，ぐるっと回って腹側へと走行していきます（**図1, 2**）．
- 動眼神経，滑車神経および外転神経は，海綿静脈洞を通って上眼窩裂に入ります（**図2**）．
- 外眼筋と支配神経
  - 眼球運動に関係する外眼筋には，下直筋，上直筋，下斜筋，上斜筋，内直筋および外直筋の6つがあります．
  - 滑車神経は上斜筋を支配しています．
  - 外転神経は外直筋を支配しています．
  - 動眼神経は，さきに述べた滑車神経が支配する上斜筋，外転神経が支配する外直筋を

除く外眼筋，すなわち，下直筋，上直筋，内直筋および下斜筋を支配しています．
- 動眼神経は，さきに述べた外眼筋の他，眼瞼（がんけん）の挙上（まぶたを上げる）に関与する上眼瞼挙筋や瞳孔を収縮させる瞳孔括約筋も支配しています．

> **POiNT**
> 外眼筋と支配脳神経の関係
> - 外眼筋には，下直筋，上直筋，下斜筋，上斜筋，内直筋，外直筋の6つがあることを，まず覚える．
> - 次に，外転神経が外直筋支配（神経と筋が同じような名前なので覚えるのに問題なし），滑車神経が上斜筋（じょうしゃきん）支配であることを覚える．
> - 残りの外眼筋を支配する脳神経が動眼神経である．

第3章 脳神経

04　三叉神経

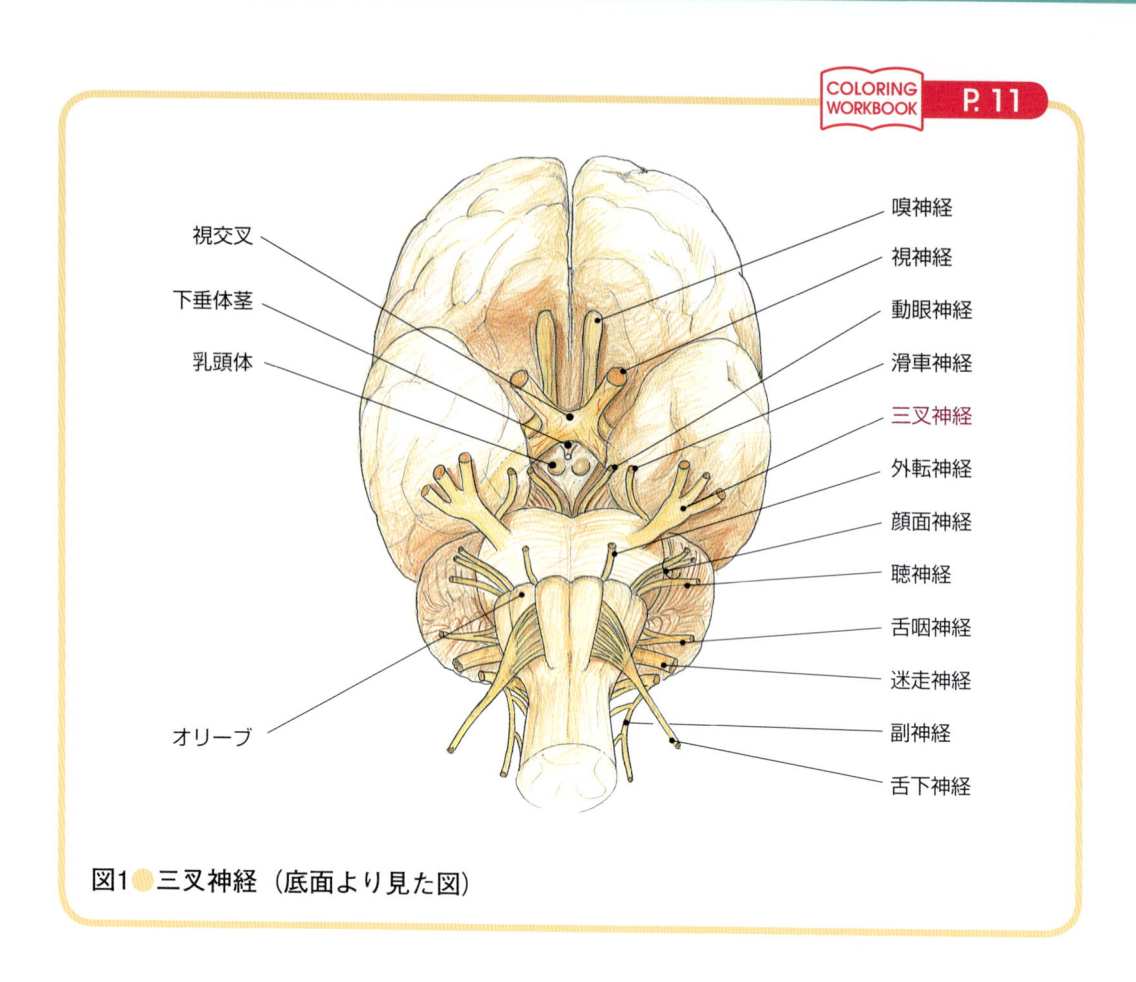

図1●三叉神経（底面より見た図）

ラベル：視交叉、下垂体茎、乳頭体、オリーブ、嗅神経、視神経、動眼神経、滑車神経、三叉神経、外転神経、顔面神経、聴神経、舌咽神経、迷走神経、副神経、舌下神経

- 第5脳神経は三叉神経で，三叉神経は脳神経のなかで最大の神経です．
- 三叉神経は橋の側面から，まるで両腕を前へ差し出すように出ています（**図1**）．
- 三叉神経は，顔面や頭部などの体性感覚を伝える知覚根（大部）と，咀嚼筋などに行く運動枝（運動根，小部）からなる混合神経です．
- 三叉神経の知覚根は，錐体骨の先端近くの前面にあるメッケル腔（三叉神経圧痕）で膨らみ，すなわち三叉神経節（ガッセル神経節，半月神経節）をつくります．そして，その名のとおり，先で，第1枝（V_1，眼神経），第2枝（V_2，上顎神経），第3枝（V_3，下顎神経）の3本に分かれます（**図1, 2**）．
  - 第1枝（眼神経）：海綿静脈洞を通って上眼窩裂より眼窩内に入ります．
  - 第2枝（上顎神経）：海綿静脈洞を通って正円孔から頭蓋外に出ます．

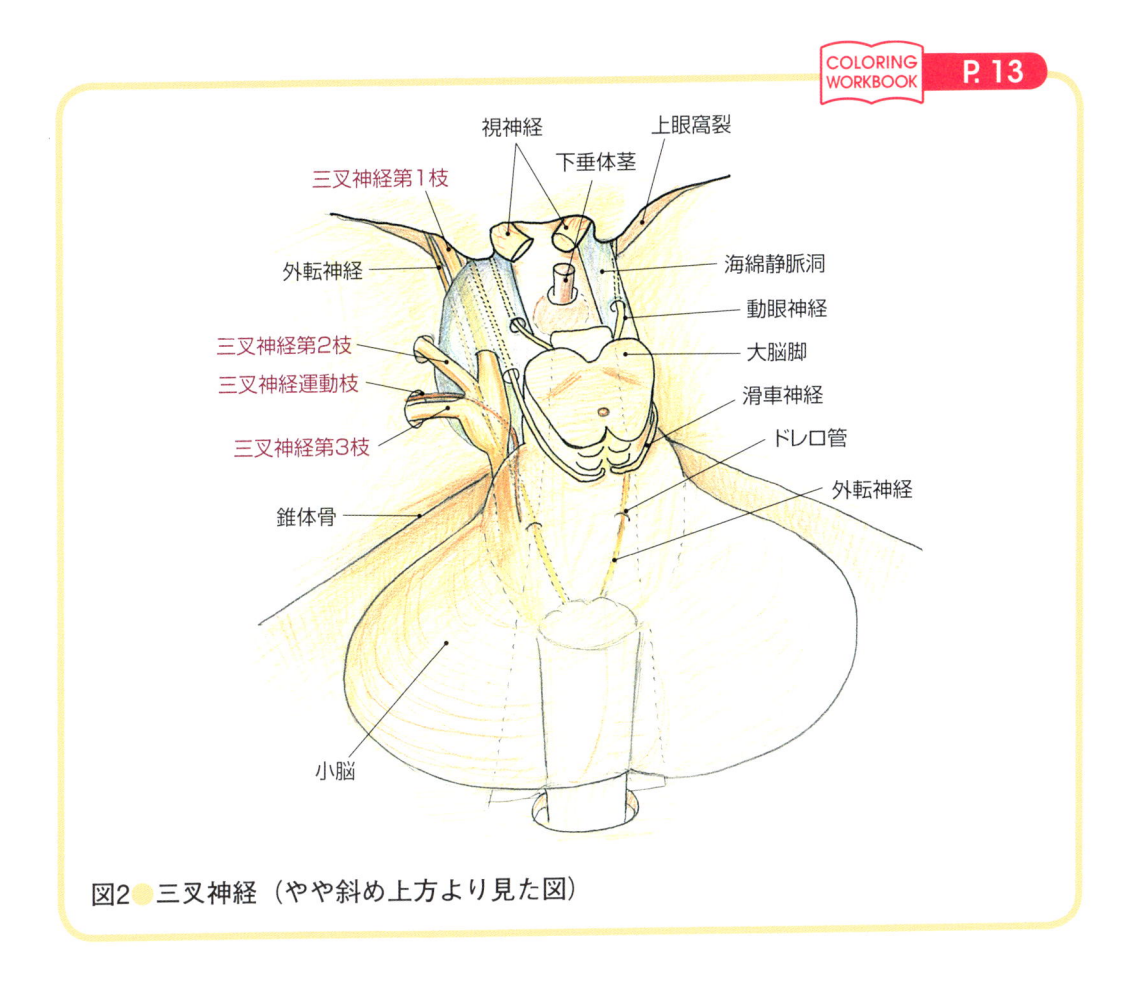

図2 ● 三叉神経（やや斜め上方より見た図）

- 第3枝（下顎神経）：海綿静脈洞を通らず，卵円孔から頭蓋外に出ます．また，下顎神経は運動枝（運動根）と合流します．
- 運動枝（運動根）
  - 運動枝は，咀嚼筋（咬筋，側頭筋，外側翼突筋と内側翼突筋），顎舌骨筋，顎二腹筋前腹や鼓膜張筋などを支配します．
  - 運動枝は咀嚼（物をかむ運動）に関与しています．

POINT
三叉神経は，顔面や頭部などの体性感覚を伝える知覚枝と，咀嚼筋などに行く運動枝からなる混合神経です．

05 顔面神経，内耳神経

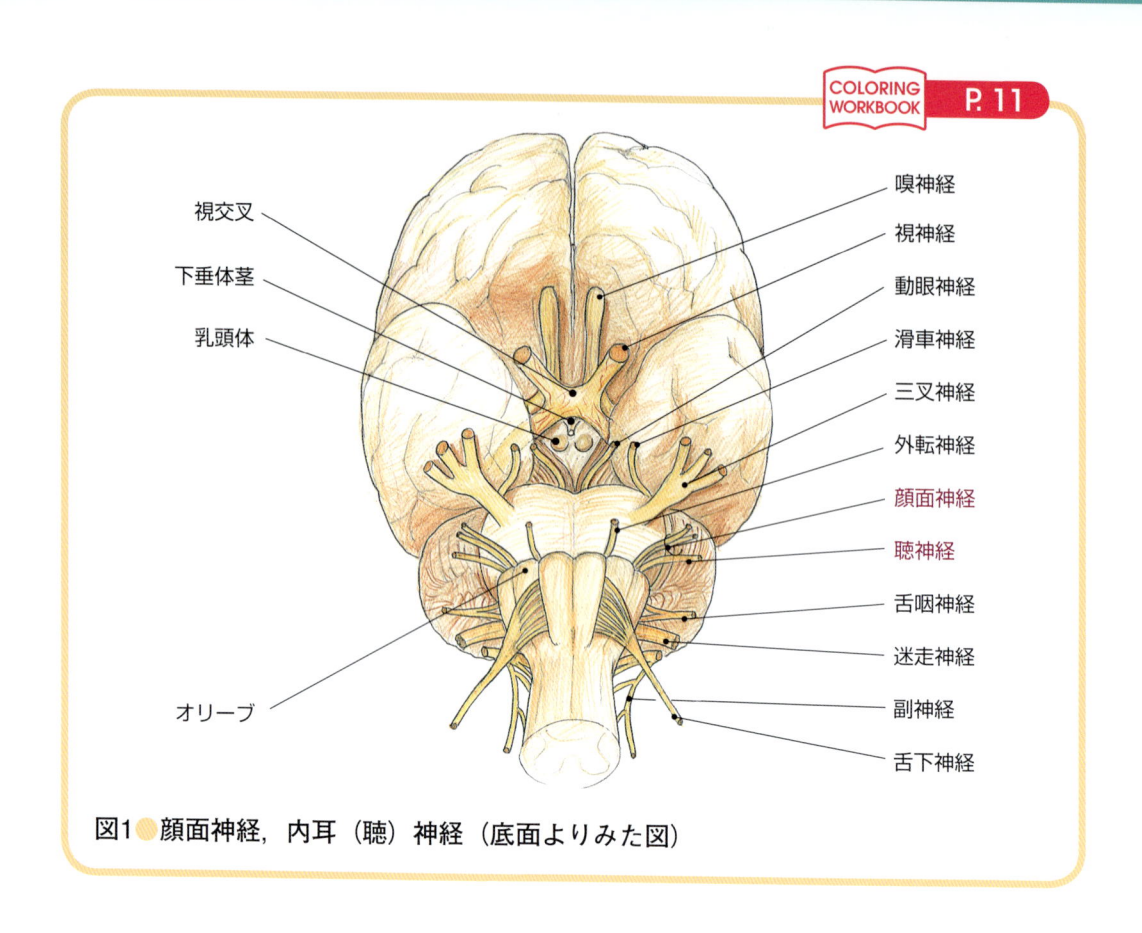

図1●顔面神経，内耳（聴）神経（底面よりみた図）

ラベル：視交叉，下垂体茎，乳頭体，オリーブ，嗅神経，視神経，動眼神経，滑車神経，三叉神経，外転神経，顔面神経，聴神経，舌咽神経，迷走神経，副神経，舌下神経

- 第7脳神経は顔面神経，第8脳神経は内耳神経（聴神経）です．
- 顔面神経と内耳神経は，橋と延髄の境界で小脳に近接する外側から一緒に出（図1），内耳道に入ります．
  - 顔面神経は，顔の表情筋（眼輪筋，頬筋，口輪筋，前頭筋，側頭頭頂筋や後頭筋など）などを支配する運動神経と，中間神経からなる混合神経です．
    * 表情筋の神経支配ですが，顔面の上半分，すなわち前頭筋や眼輪筋は両側性支配で，下半分，すなわち口輪筋や頬筋は一側性支配です（図2左）．したがって一側の大脳の障害（中枢性顔面神経麻痺）では，前頭筋や眼輪筋の麻痺は生じないので，ひたいのしわ寄せはでき，まぶたも閉じることができますが，顔面の下半分の筋肉は麻痺するので，口角は下垂し，鼻唇溝も浅くなります（図2右）．一方，顔面神経が末梢部で侵されると（末梢性顔面神経麻痺），一側の上半分の顔面筋も下半分の顔

前頭筋も両側支配を受けている

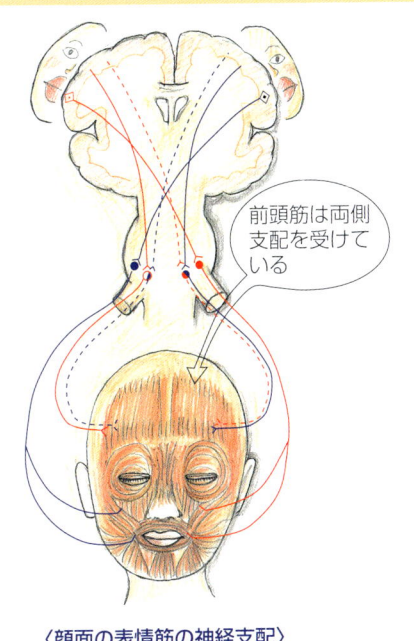

前頭筋も障害される（額のしわ寄せ不可）　末梢性

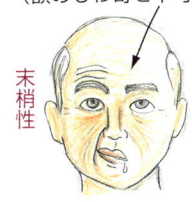

前頭筋は障害されない（額のしわ寄せ可）　中枢性

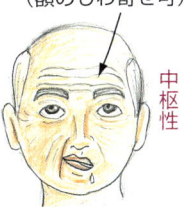

〈顔面神経麻痺：中枢性と末梢性〉

額のしわ寄せが可能であるか否かにより，中枢性か末梢性顔面神経麻痺かを判別します．末梢性顔面神経麻痺の患者さんでは，患側の額のしわ寄せができません．

〈顔面の表情筋の神経支配〉

図2● 顔面の表情筋の神経支配と顔面神経麻痺

第3章 脳神経

面筋もすべてが麻痺するので，病巣と同側の前額部のしわ寄せはできず，まぶたも閉じることはできないし，鼻唇溝も浅くなり，口角も下垂します（**図2右**）．ちなみに，中枢性とは大脳皮質から顔面神経核に至るまでに原因があり起こる顔面神経麻痺を言い，末梢性とは顔面神経核から顔に至るまでの神経路に障害があり生じる顔面神経麻痺を言います．

＊中間神経は，舌前2/3の味覚をつかさどります．また，涙腺や唾液腺の分泌をつかさどります．

● 内耳神経は聴覚を伝える蝸牛（かぎゅう）神経と，前庭や三半規管からの平衡感覚を伝える前庭神経の2つからなる感覚神経です．

POINT

顔面神経は顔の表情筋を支配しています．顔面の上半分（前頭筋や眼輪筋）は両側性支配で，下半分（口輪筋や頬筋）は一側性支配です．また，舌前2/3の味覚にも関与しています．

顔面が痛いとき，よく"顔面神経痛"という言葉を耳にしますが，これは間違いです．顔面神経は運動神経です．顔面の痛みを伝えるのは三叉神経です．

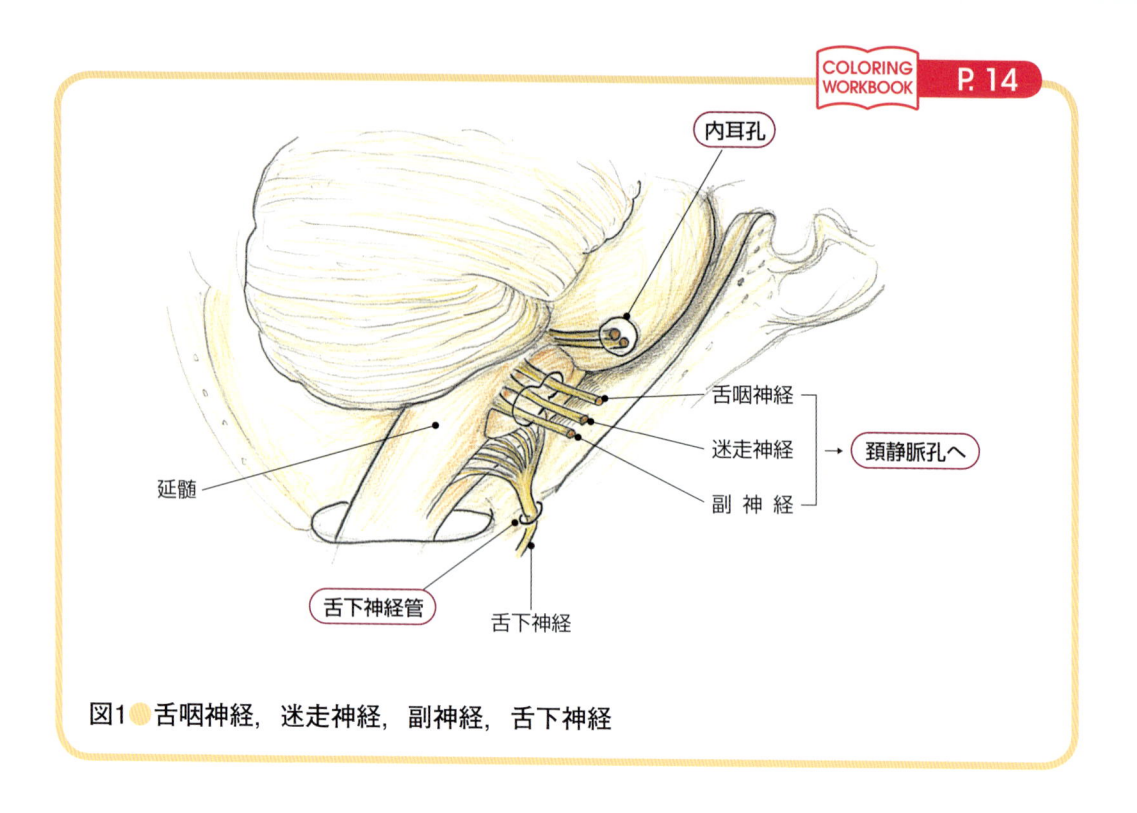

06 舌咽神経，迷走神経，副神経，舌下神経

図1 舌咽神経，迷走神経，副神経，舌下神経

- 第9脳神経は舌咽神経，第10脳神経は迷走神経，第11脳神経は副神経，第12神経は舌下神経です（図1）．
- 舌咽神経，迷走神経，副神経，舌下神経をまとめて下位脳神経と呼ぶことがあります．
- 舌咽神経，迷走神経，副神経，舌下神経はすべて延髄から出入りする脳神経です（図1）．

舌咽神経

- 舌咽神経は，その名のとおり，舌と咽頭に分布します．すなわち，咽頭の感覚と舌の後方1/3の味覚をつかさどる感覚神経，茎突咽頭筋（咽頭筋の運動）を支配する運動神経です．
- 舌咽神経は唾液の分泌もつかさどっています．
- 舌咽神経は頚静脈孔を通って頭蓋外に出ます（図1, 2）．

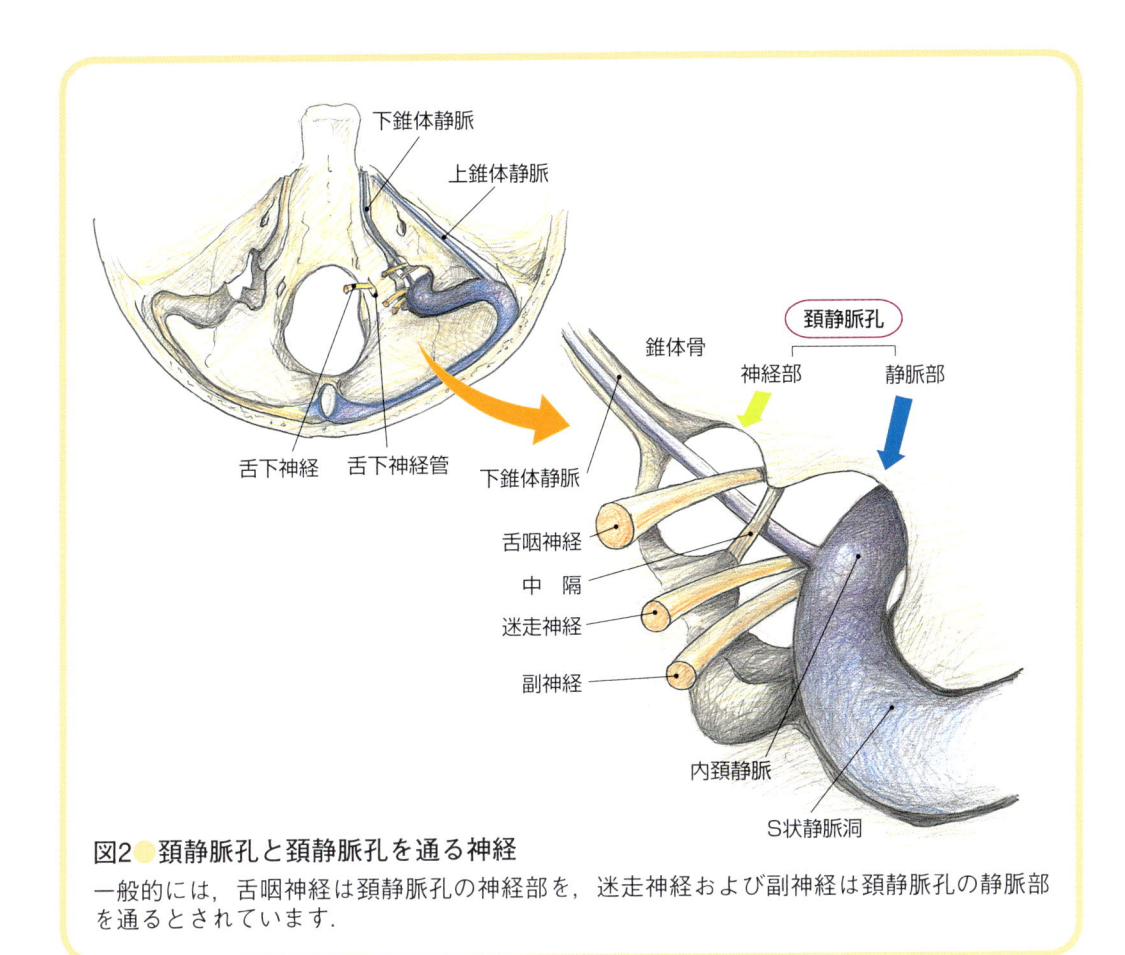

図2● 頚静脈孔と頚静脈孔を通る神経
一般的には，舌咽神経は頚静脈孔の神経部を，迷走神経および副神経は頚静脈孔の静脈部を通るとされています．

迷走神経

- 迷走神経は喉頭，咽頭や食道上部の筋肉を支配する運動神経です．ごっくんとお茶を飲み込んでも気管支が水浸しにならないのはこの迷走神経のおかげです．声帯の動きをつかさどっているのも迷走神経で，麻痺するとガラガラ声（嗄声）となります．
- 迷走神経は消化管や心筋を支配する副交感神経の働きも担っています．
- 迷走神経は頚静脈孔を通って頭蓋外に出ます（**図1, 2**）．

副神経

- 副神経は胸鎖乳突筋と僧帽筋などを支配する運動神経です．
- 副神経は延髄から出る延髄根と，脊髄（第1頚髄〜第5頚髄）から出る脊髄根の2つの部分からなります．

- 副神経は頚静脈孔を通って頭蓋外に出ます（**図1, 2**）．

● 舌下神経
- 舌下神経は舌の運動をつかさどる運動神経です．
- 舌下神経は舌下神経管を通って頭蓋外に出ます（**図1, 2**）．

> **POiNT**
> 舌の後方1/3の味覚をつかさどるのは舌咽神経，嗄声に関係するのは迷走神経です．

第4章

伝導路

01 錐体路（皮質脊髄路）
02 感覚路 — 顔面を除く体部（四肢や体幹）の触覚，痛・温覚の伝導路
03 対光反射の経路

01 錐体路（皮質脊髄路）

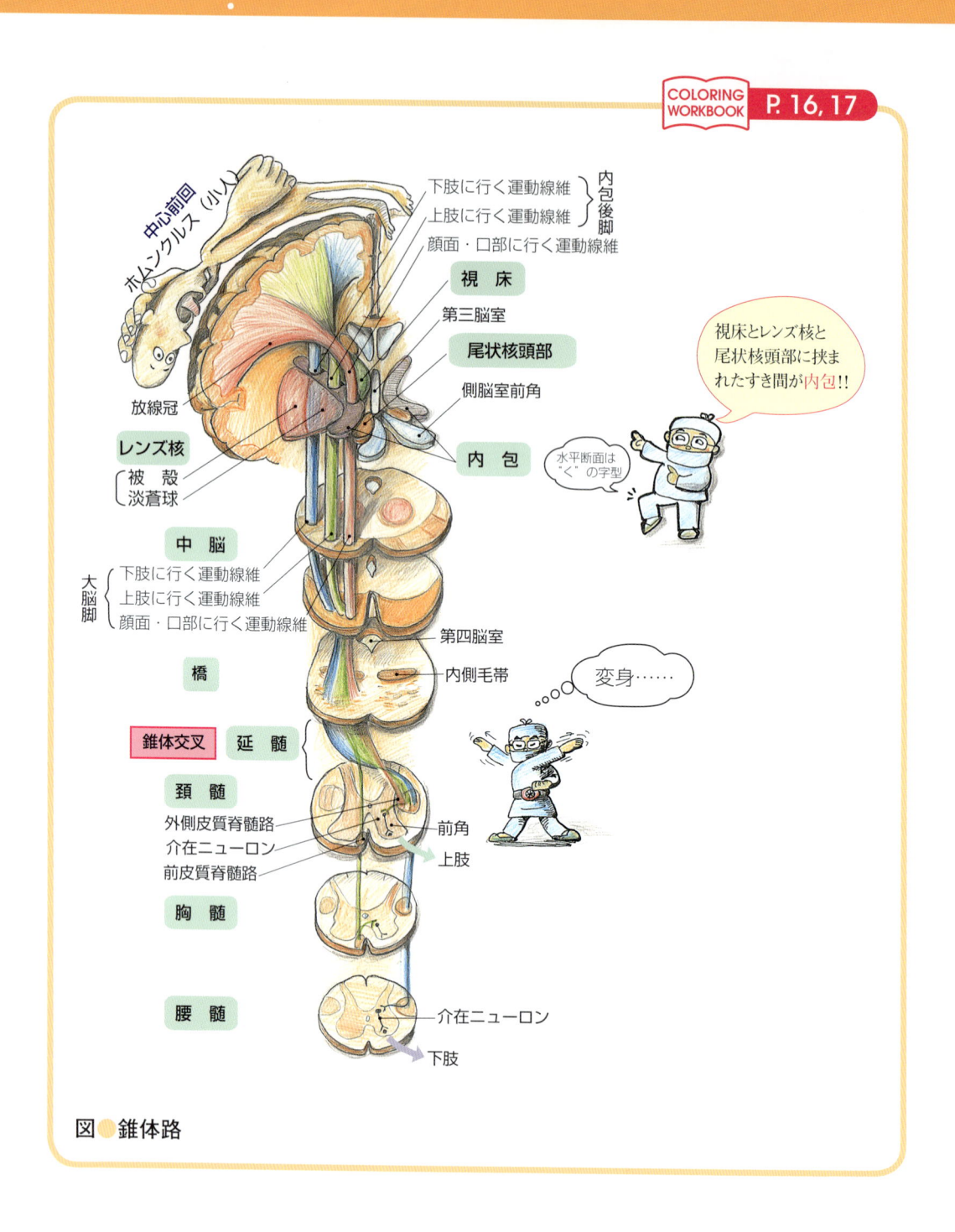

図●錐体路

大脳皮質と小脳，脳幹や脊髄を結んでいる神経線維が投射線維で，投射線維の集合が投射神経路（投射路）です．

● 投射神経路

投射神経路には，大脳皮質に向かう上行性神経路（上行性伝導路）と大脳皮質から起こる下行性神経路（下行性伝導路）とがあります．

上行性伝導路（感覚性伝導路）
- 上行性伝導路は末梢あるいは下位の中枢から上位の中枢へと向かう神経路で，感覚性伝導路とも呼ばれます．
- 上行性伝導路には表在感覚や深部感覚を伝える体性感覚路，視覚路や聴覚路などがあります．

下行性伝導路（運動性伝導路）
上位の中枢から下位の中枢あるいは末梢に向かう神経路です．
- 下行性伝導路は運動性であり，運動性伝導路とも呼ばれます．
- 下行性伝導路には皮質脊髄路，皮質核路，錐体外路があります．このうち，皮質脊髄路は体幹と四肢の骨格筋の随意運動にあずかる伝導路で，錐体路とも呼ばれます．ちなみに錐体路とは，神経線維が延髄の錐体を通ることから名づけられたものです．

錐体路（皮質脊髄路）（図）
- 大脳皮質の一次運動野（中心前回）から出た錐体路（皮質脊髄路）は，内包から中脳の大脳脚を通り，橋を経て延髄に行きます．
- 錐体路の大部分は延髄下端の錐体で交叉し（錐体交叉），反対側の脊髄側索内を外側皮質脊髄路（錐体側索路）となって下行し，脊髄前角細胞に至ります．
- 一次運動野には体部位局在があり，大脳半球の内側面から外側面に向かって，趾，下肢，体幹，上肢，手，指，顔面（頭部）の部分が順に並んでいます（小人〔ホムンクルス〕，p.14，図2）．

● 投射線維

- 投射線維は，レンズ核と尾状核，視床との間で内包という神経線維束を作ります（図）．
- 投射線維は，内包より上では大脳皮質に向かって花束のように開いて放線冠を作ります（図）．
- 投射線維は，内包より下では中脳の前面に向かって走り大脳脚を作ります．

内包（図）

- 外側のレンズ核と，内側の視床および尾状核頭部との間にある神経線維束の集団です．
- 水平断では凸側を内側に向けた"く"の字形，あるいは先端を内側に向けた「V」字形を表しています．
- 前方から前脚，膝，後脚に分けられますが，前脚は尾状核頭部とレンズ核吻側（口に近い側）との間，後脚はレンズ核と視床との間，膝は前脚と後脚の間の屈曲部です．

> **POINT**
> - 錐体路（皮質脊髄路）は下行性伝導路の一つで，運動路です．錐体路は大脳皮質の一次運動野（中心前回）から出て，内包→大脳脚→橋→延髄に行きます．延髄下端で大部分は交叉し（錐体交叉），反対側の脊髄側索内を外側皮質脊髄路となって下行し，脊髄前角細胞に至ります．
> - 一次運動野には運動系の"小人（ホムンクルス）"がいます（p.14，図2）．

02 感覚路 ── 顔面を除く体部（四肢や体幹）の触覚，痛・温覚の伝導路

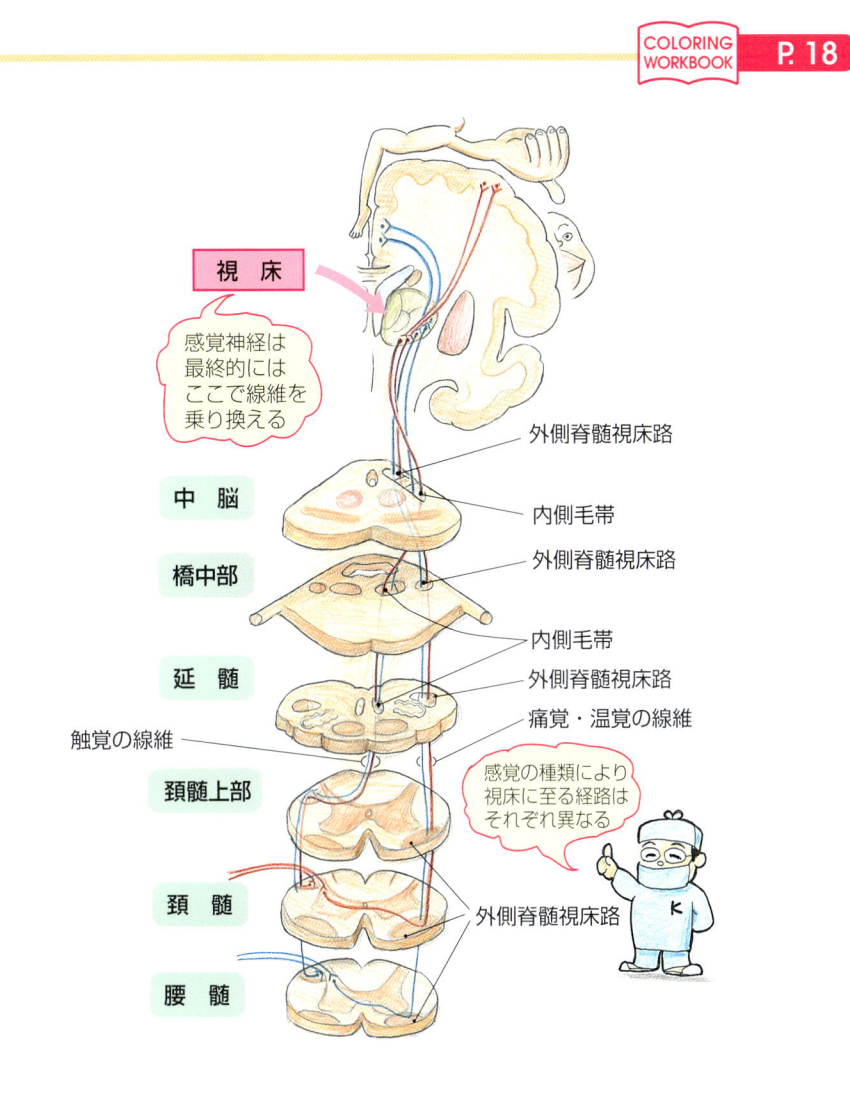

図 感覚路（痛覚，温度覚，触覚）

痛覚・温度覚は外側脊髄視床路を，触覚は内側毛帯を上行します．そしてこれらの感覚線維は視床でニューロンを変え，内包後脚を通って中心後回（頭頂葉）に至ります．

一次感覚野には運動野と同様，体部位局在があります．言い換えると，身体各部位からの線維は大脳皮質の一次体性感覚野上の局在部位（手，脚，顔など）に投射されます（図）．

● 触覚―後索・内側毛体系（図）
- 触覚は脊髄に入ると同側の後索を上行し，延髄下部の薄束核と楔状束核に至り，ここでニューロンを変えます．
- 延髄で交叉し内側毛帯となって上行して視床（後外側腹側核：VPL）に入り，ここで再びニューロンを変えます．
- その後，視床から内包後脚を通り，放線冠を経て頭頂葉の一次感覚野（中心後回）に終わります．

● 痛・温覚―脊髄視床路系（図）
- 痛・温度覚は脊髄に入ると後角に至り，ここでニューロンを変えます．
- 次いで，反対側の脊髄に至った後，外側脊髄視床路（側索）を上行し，視床（後外側腹側核：VPL）に入り，ここで再びニューロンを変えます．
- その後，内包後脚を通り，放線冠を経て頭頂葉の一次感覚野（中心後回）に終わります．

【略語】　VPL：ventral posterolateral nucleus

POINT
- 顔面を除く体部の体性感覚を伝える伝導路と，顔面の体性感覚を伝える伝導路とは異なります．
- 体部の触覚の伝導路と，痛・温覚の伝導路とは異なります．すなわち，触覚は後索・内側毛体系，痛・温覚は脊髄視床路系です．
- 一次感覚野にも感覚系の"小人（ホムンクルス）"がいます．

03 対光反射の経路

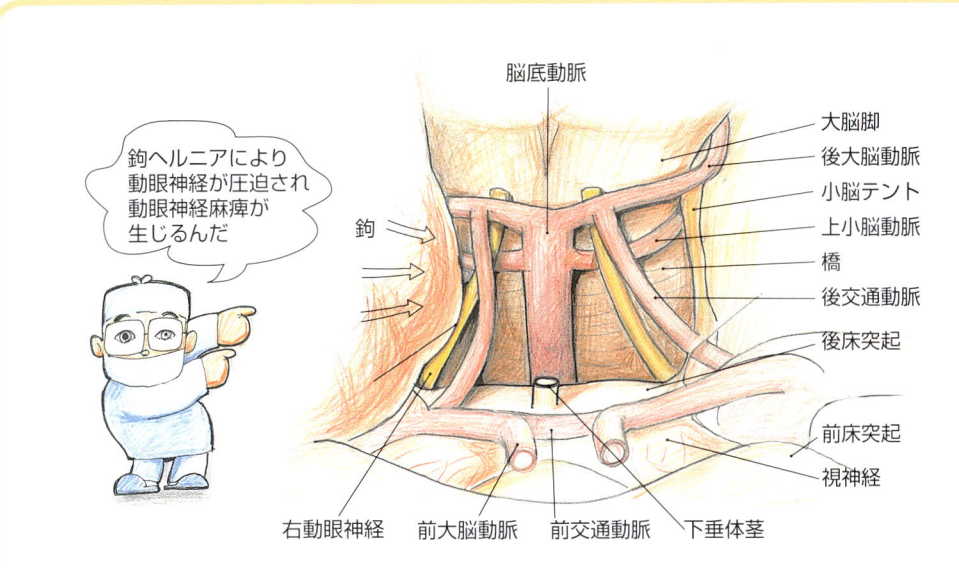

図1● 鉤ヘルニア（動眼神経の走行を前上方より鞍上槽のレベルにて展開した図）

視神経とくも膜を除くと，鞍上槽の向こうに後床突起，脳底動脈，そして脳幹が見渡せます．小脳テント開口部辺縁は，中脳を回って後床突起に付着します．動眼神経は，後大脳動脈と上小脳動脈の間を出てから後床突起まで，テント縁のすぐ下を前方へ平行に走行します．この部分で，小脳テントを乗り越えて脱出してきた鉤により動眼神経が圧迫されると，同側の動眼神経麻痺を生じます．

（吹き出し：鉤ヘルニアにより動眼神経が圧迫され動眼神経麻痺が生じるんだ）

対光反射

- 光が瞳孔に当たると，正常では，瞳孔は小さくなります（収縮，縮瞳）．これが対光反射で，瞳孔反射のひとつです．
- 対光反射の感覚器は眼球の網膜，効果器は瞳孔を収縮させる瞳孔括約筋（動眼神経支配），入力線維は視神経（第2脳神経），出力線維は動眼神経（第3脳神経）です．
- 対光反射が認められるということは，視神経，動眼神経および中脳が正常に働いているということです．
- 脳圧が上昇しているときの瞳孔不同（アニソコリア）は，生命の危険が緊迫していることを知らせる徴候で，鉤ヘルニア（図1）により動眼神経が圧迫されていることを意味しています．

COLORING WORKBOOK P. 19

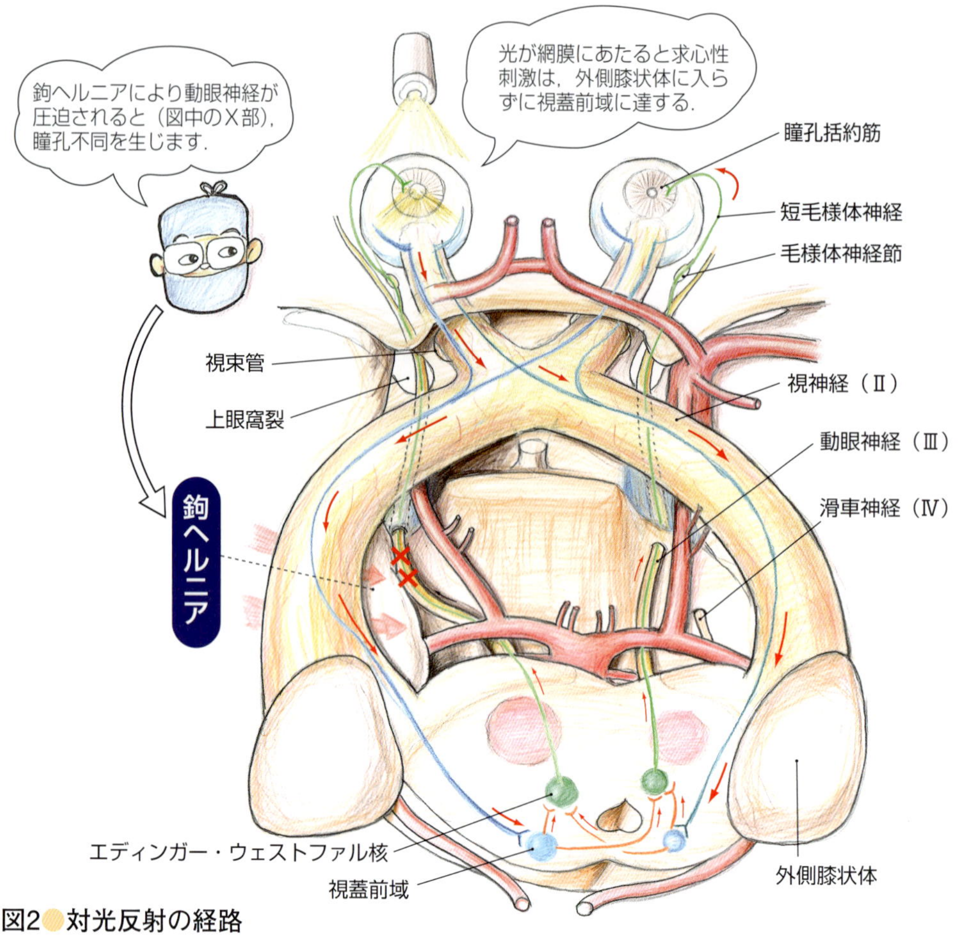

図2 対光反射の経路

対光反射は，視神経（第2脳神経），動眼神経（第3脳神経）および中脳の機能を調べています．したがって，視放線や視覚野が障害されても，対光反射は影響を受けません．
→は光刺激の流れ．

対光反射の経路（図2）

- 光が網膜に当たるとその刺激は，視神経から視交叉を通り，視索に至ります．
- 視索からの情報は外側膝(しつ)状体に入らず，上丘腕を経て視蓋前域に達します．
- 視蓋前域からの情報は両側のエディンガー・ウエストファル核（動眼神経副核）に達します．
- エディンガー・ウエストファル核からの情報は動眼神経を通り毛様体神経節に達し，ここから短毛様体神経となり瞳孔括約筋に至ります．その結果，瞳孔が収縮します．

> **POINT**
> - 対光反射の経路（瞳孔反射弓）では，情報（求心性刺激）は外側膝状体に入りません（これに対して，視覚情報は外側膝状体に入ります）．
> - 脳圧が上昇している時の一側の瞳孔散大（瞳孔不同）は，鉤ヘルニアにより動眼神経が圧迫されている所見です．

第5章

脳の血管系

- 01 頚部の血管
- 02 ウィリス動脈輪
- 03 レンズ核と支配動脈
- 04 脳の支配動脈
- 05 椎骨・脳底動脈
- 06 硬膜静脈洞
- 07 外頚動脈

01 頸部の血管

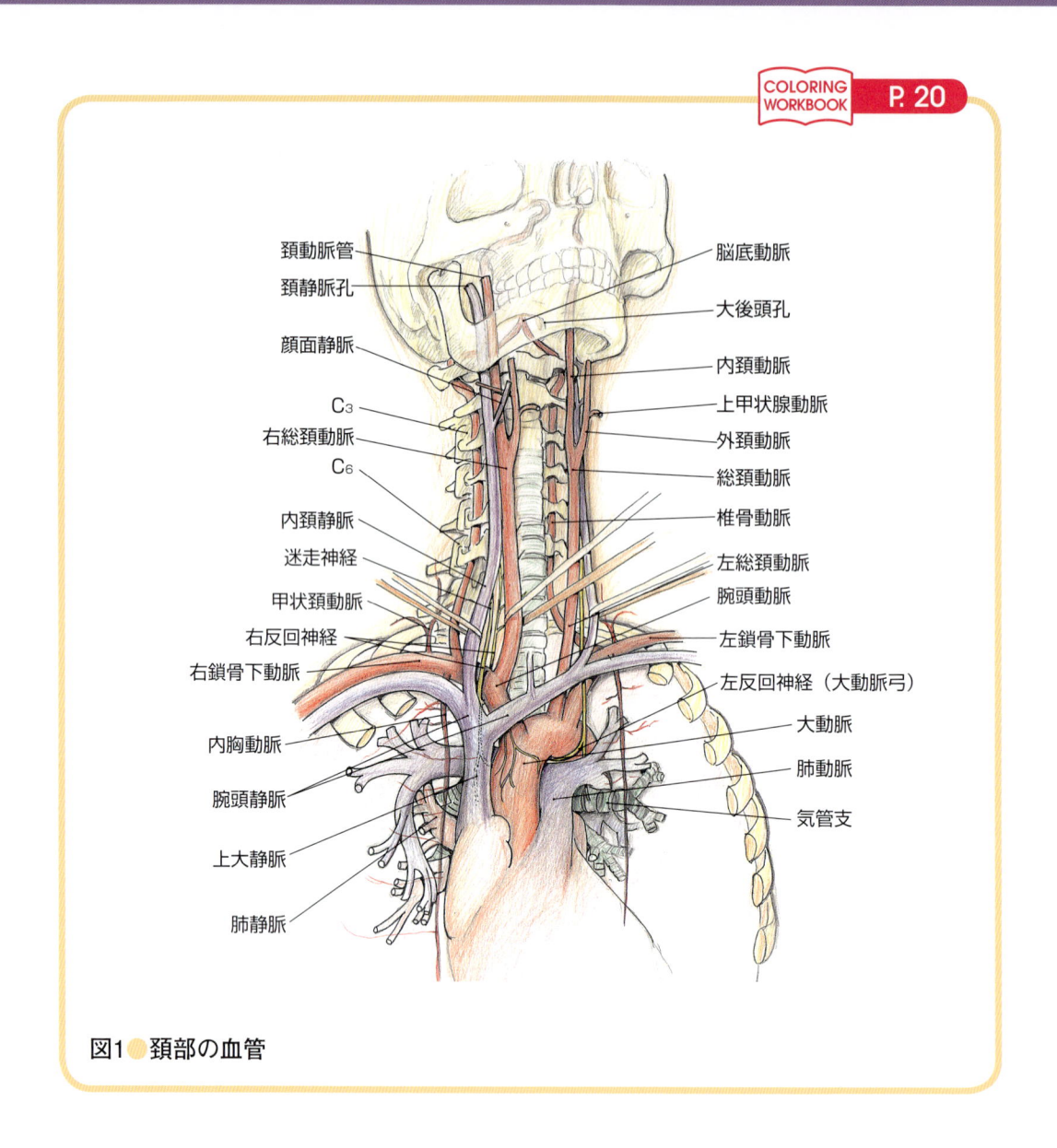

図1 ● 頸部の血管

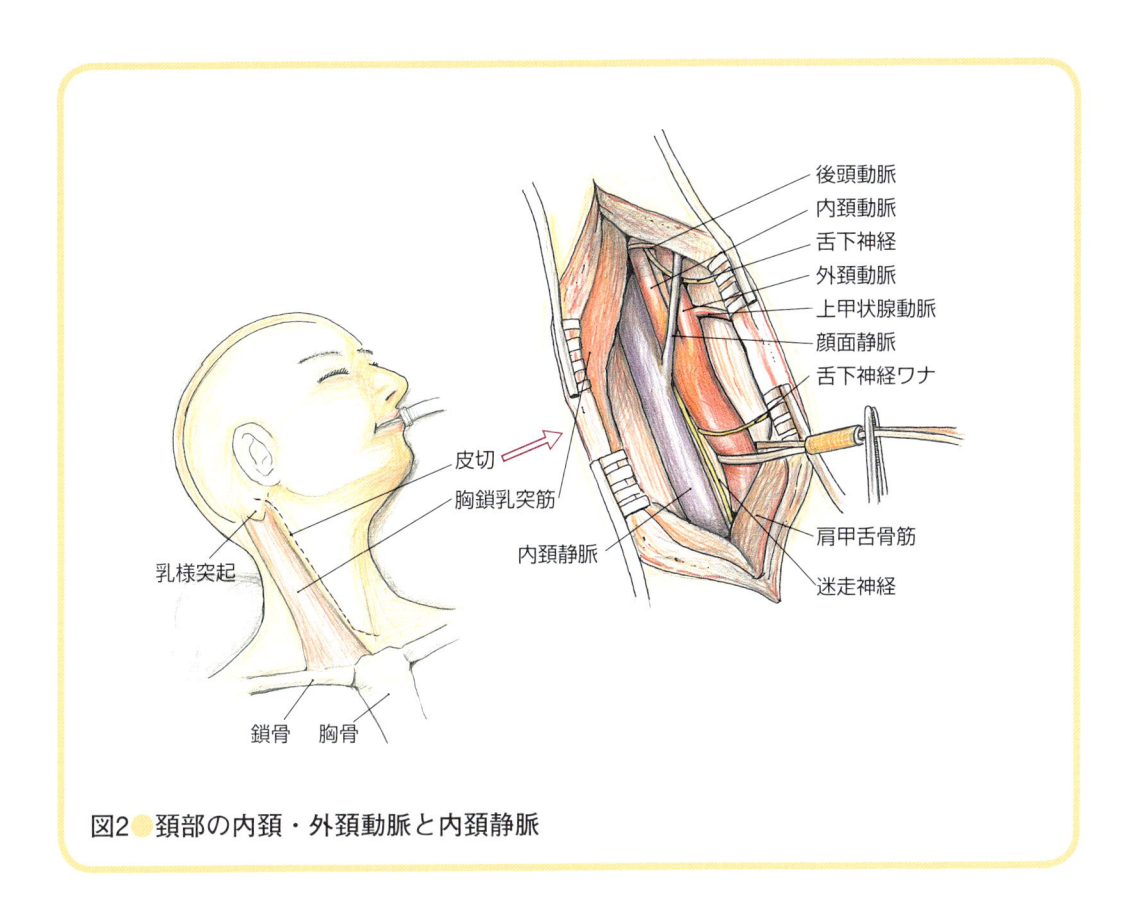

図2 ● 頸部の内頸・外頸動脈と内頸静脈

頸部の動脈

　大動脈弓から頸部に向かって3本の太い動脈，すなわち腕頭動脈，左総頸動脈，左鎖骨下動脈が分岐します（**図1**）．

- 腕頭動脈は，さらに右鎖骨下動脈と右総頸動脈に分かれます．
- 総頸動脈は，ほぼ甲状軟骨上縁の高さで外頸動脈と内頸動脈に分かれます．
  - この分かれる部分を頸動脈分岐部と言います．この頸動脈分岐部は動脈硬化による狭窄が起こりやすい場所です．
  - 触診で拍動を感じやすい部分は，「ここ」です．
    ＊外頸動脈は，顔面，舌，頭皮，頭蓋骨や硬膜を養います（p.78「外頸動脈」参照）．
    ＊内頸動脈は，頸部では，外頸動脈の"外側"後方を走ります（**図1, 2**）．また，内頸動脈の起始部（始まりの部分）は膨らんでおり（頸動脈洞），血圧の調節に関与しています．
- 椎骨動脈は左右とも鎖骨下動脈から分岐しますが，椎骨動脈は左右で太さの違うことが

第5章　脳の血管系

多いです．
- ・椎骨動脈は，通常，第6頸椎の横突孔内に入り，以降第1頸椎（環椎）までの横突孔内を上行します（p.74，**図1**）．
- ・椎骨動脈は，第1頸椎の横突孔を出たあと後弓上面の椎骨動脈溝を後内側に進み，大孔（大後頭孔）の前側方で頭蓋内に入ります．
- ・椎骨動脈は，延髄と橋との境界部で反対側の椎骨動脈と合流して1本の脳底動脈となります（p.74，**図1**）．
- ●鎖骨下動脈は，その後，腋窩動脈，上腕動脈と名前を変えて上肢を養います．

頸部の静脈

- ●頭蓋内の静脈血は，内頸静脈，腕頭静脈，そして上大静脈を通って心臓に戻ります（**図1**）．
- ●内頸静脈の太さは，しばしば，左右で異なりますが，これは頭蓋内の硬膜静脈洞の左右差が関係しています．

> **POINT**
> - ●総頸動脈は，ほぼ甲状軟骨上縁の高さで外頸動脈と内頸動脈に分かれます．
> - ●椎骨動脈は左右とも鎖骨下動脈から分岐し，通常，第6頸椎の横突孔内に入ります．
> - ●椎骨動脈は，延髄と橋との境界部で，反対側の椎骨動脈と合流して1本の脳底動脈になります．

02 ウィリス動脈輪

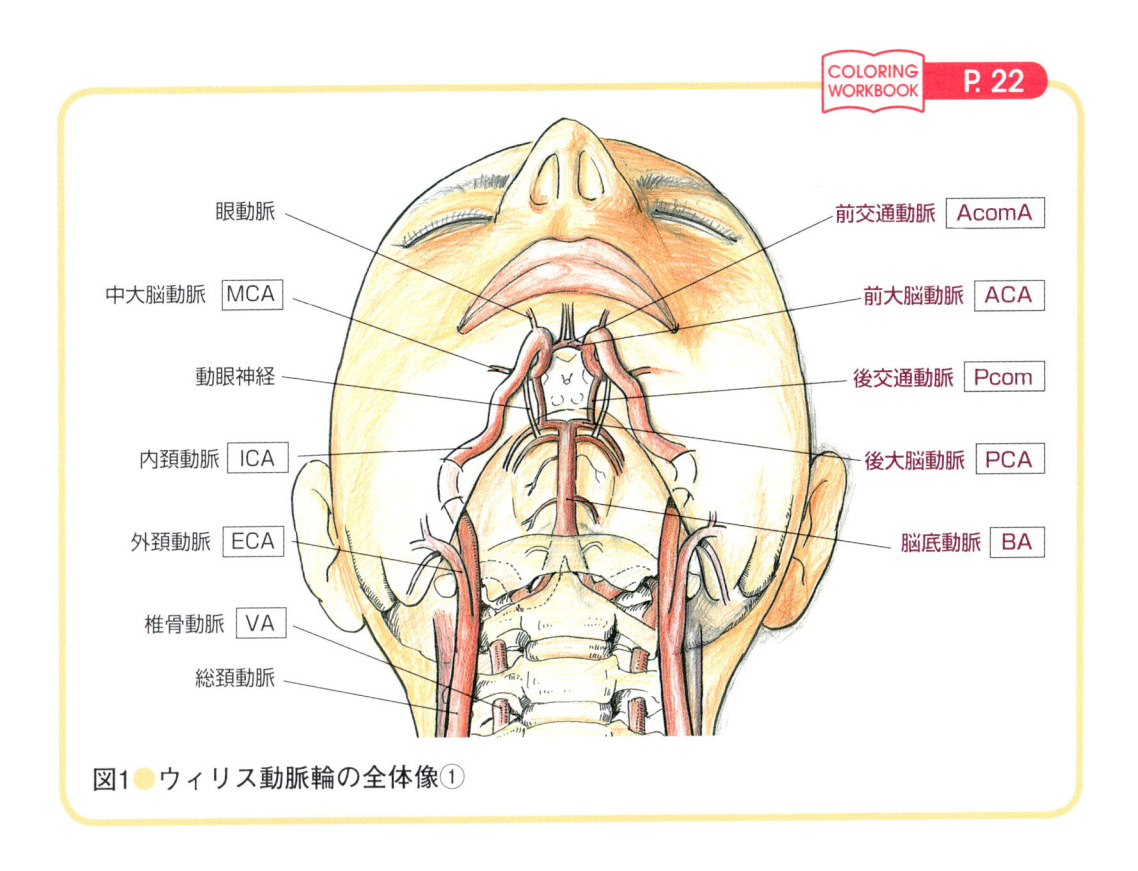

図1● ウィリス動脈輪の全体像①

（図中ラベル）
- 眼動脈
- 中大脳動脈 [MCA]
- 動眼神経
- 内頸動脈 [ICA]
- 外頸動脈 [ECA]
- 椎骨動脈 [VA]
- 総頸動脈
- 前交通動脈 [AcomA]
- 前大脳動脈 [ACA]
- 後交通動脈 [Pcom]
- 後大脳動脈 [PCA]
- 脳底動脈 [BA]

ウィリス動脈輪

- ウィリス動脈輪（大脳動脈輪）は脳底部にある多角形の脳血管です（図1）．
- ウィリス動脈輪は内頸動脈系と椎骨・脳底動脈系とを連絡しています．
- ウィリス動脈輪は，くも膜下腔にあります．
- ウィリス動脈輪は脳を支配している主要な動脈の1本が閉塞したときに迂回路（側副血行路）として働くので，脳梗塞を未然に防ぐバックアップ機構ということになります．
- ウィリス動脈輪およびその近傍は脳動脈瘤の好発（よく起こる）部位です．
  ・前交通動脈，内頸動脈－後交通動脈分岐部，中大脳動脈分岐部が，脳動脈瘤の三大好発部位です．
  ・脳動脈瘤が破裂するとくも膜下出血（SAH）を起こしますが，それは，さきに述べたように，ウィリス動脈輪とその近傍の動脈がくも膜下腔を走るからです．

第5章 脳の血管系

図2 ● ウィリス動脈輪の全体像②

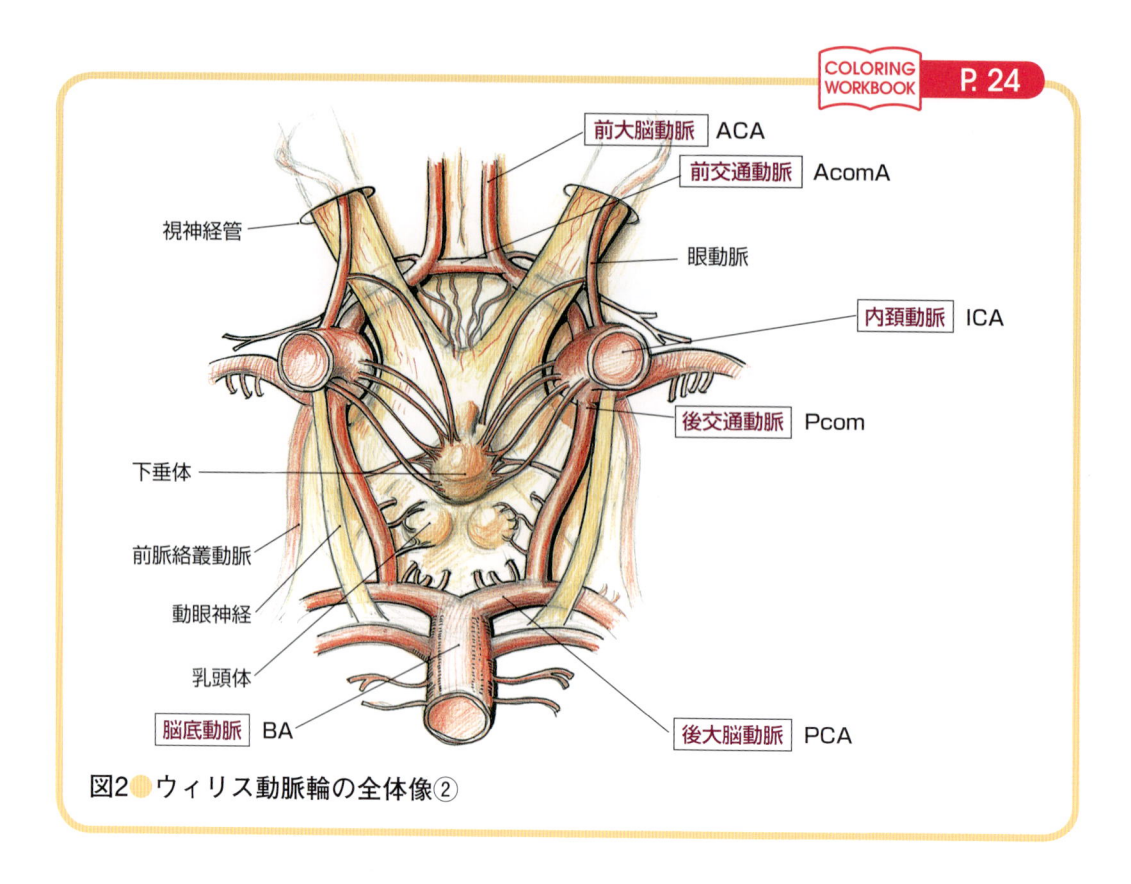

(図中ラベル: 前大脳動脈 ACA, 前交通動脈 AcomA, 視神経管, 眼動脈, 内頚動脈 ICA, 後交通動脈 Pcom, 下垂体, 前脈絡叢動脈, 動眼神経, 乳頭体, 脳底動脈 BA, 後大脳動脈 PCA)

● ウィリス動脈輪の構成血管管

- ウィリス動脈輪の構成血管は,前大脳動脈（水平部）,前交通動脈,内頚動脈（頭蓋内）,後大脳動脈（近位部）,後交通動脈です（図2）.
- ウィリス動脈輪に中大脳動脈は含まれません.したがって中大脳動脈が閉塞した場合,ウィリス動脈輪は側副血行路（迂回路）となることができず,そのため広範囲の脳梗塞を起こすことが多いのです.

【略語】　MCA：middle cerebral artery
　　　　ICA：internal carotid artery
　　　　ECA：external carotid artery
　　　　VA：vertebral artery
　　　　AcomA：anterior communicating artery
　　　　ACA：anterior cerebral artery
　　　　Pcom：posterior communicating artery

PCA : posterior cerebral artery

BA : basilar artery

SAH : subarachnoid hemorrhage

POiNT

- ウィリス動脈輪は脳底部にある多角形の脳血管で，前大脳動脈（水平部），前交通動脈，内頚動脈（頭蓋内），後大脳動脈（近位部），および後交通動脈からなります．
- ウィリス動脈輪は脳を支配している主要な動脈の1本が閉塞したときの側副血行路です．
- ウィリス動脈輪およびその近傍は脳動脈瘤の好発部位です．

03 | レンズ核と支配動脈

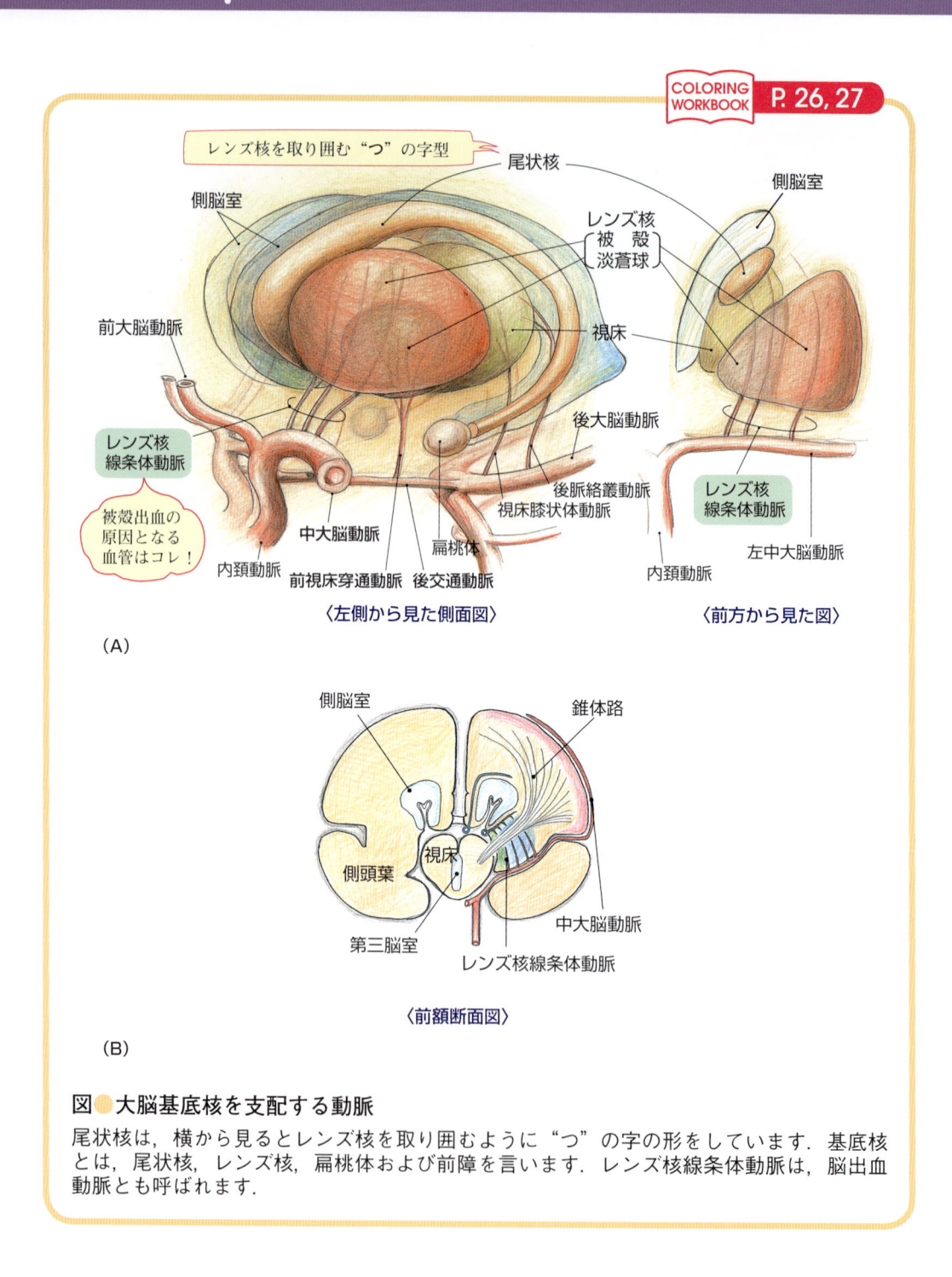

COLORING WORKBOOK P.26, 27

レンズ核を取り囲む"つ"の字型

側脳室
尾状核
レンズ核 ｛被殻／淡蒼球｝
前大脳動脈
視床
レンズ核線条体動脈
被殻出血の原因となる血管はコレ！
後大脳動脈
後脈絡叢動脈
視床膝状体動脈
内頸動脈
中大脳動脈
扁桃体
前視床穿通動脈　後交通動脈

〈左側から見た側面図〉

（A）

側脳室
レンズ核線条体動脈
内頸動脈
左中大脳動脈

〈前方から見た図〉

側脳室
錐体路
側頭葉
視床
第三脳室
レンズ核線条体動脈
中大脳動脈

〈前額断面図〉

（B）

図● 大脳基底核を支配する動脈

尾状核は，横から見るとレンズ核を取り囲むように"つ"の字の形をしています．基底核とは，尾状核，レンズ核，扁桃体および前障を言います．レンズ核線条体動脈は，脳出血動脈とも呼ばれます．

- 神経核とは，脳の深部，すなわち白質の中に島状に点在する灰白質の塊（神経細胞体が集まっている部位）を言います．
- 大脳基底核は大脳の深部にある神経核の集団で，単に基底核とも呼ばれます．
  - 大脳基底核は，尾状核，レンズ核，扁桃，前障を指します．
- レンズ核は被殻と淡蒼球の合わさったものです（**図A**）．
- レンズ核は，内包をはさんで視床の外側にあります．横から見て，レンズ核を"つ"の字型をして取り囲んでいるのが尾状核です（**図A左**）
- レンズ核はレンズ核線条体動脈（外側線条体動脈）により養われています（**図**）．
  - レンズ核線条体動脈は中大脳動脈の枝です（**図**）．
  - レンズ核線条体動脈は，別名，脳出血動脈とも呼ばれ，被殻出血の原因血管です

> **POiNT**
> レンズ核線条体動脈は中大脳動脈の枝で，被殻出血の原因血管です．

04 脳の支配動脈

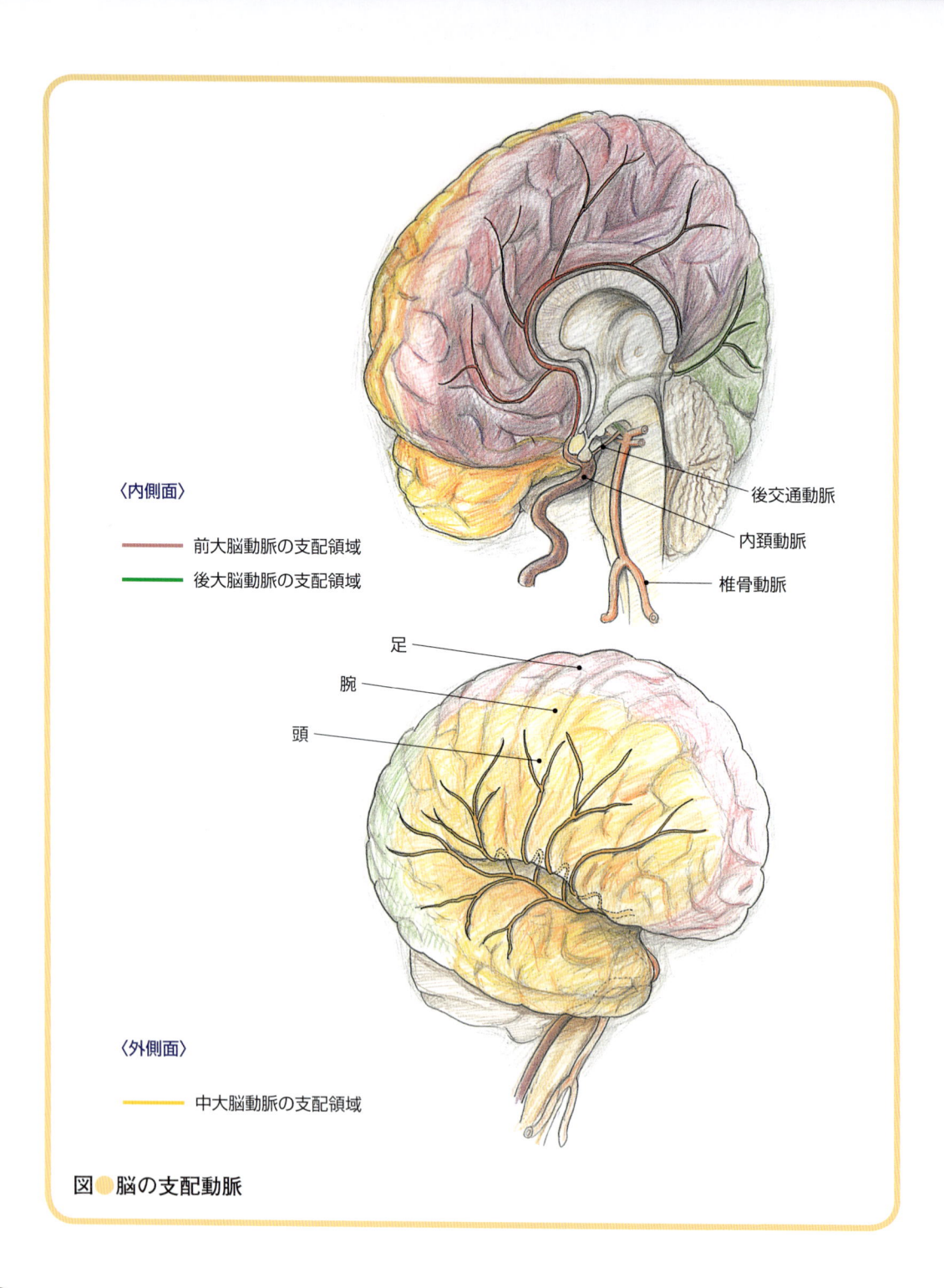

〈内側面〉
― 前大脳動脈の支配領域
― 後大脳動脈の支配領域

後交通動脈
内頸動脈
椎骨動脈

足
腕
頭

〈外側面〉
― 中大脳動脈の支配領域

図 脳の支配動脈

- 大脳半球の外側面は，主として，中大脳動脈により養われています（**図**）．
- 大脳半球の内側面は，主として，前大脳動脈により養われています（**図**）．
- 脳幹や小脳は，椎骨・脳底動脈（p.74参照）により養われます．
  - 椎骨動脈は，後下小脳動脈を分岐します．
  - 脳底動脈は，前下小脳動脈，上小脳動脈を分岐します．後大脳動脈は脳底動脈の終末枝ですが，発生学的には内頚動脈由来です．

> **POINT**
> 大脳半球の外側面は中大脳動脈により，大脳半球の内側面は前大脳動脈により養われています．

05 椎骨・脳底動脈

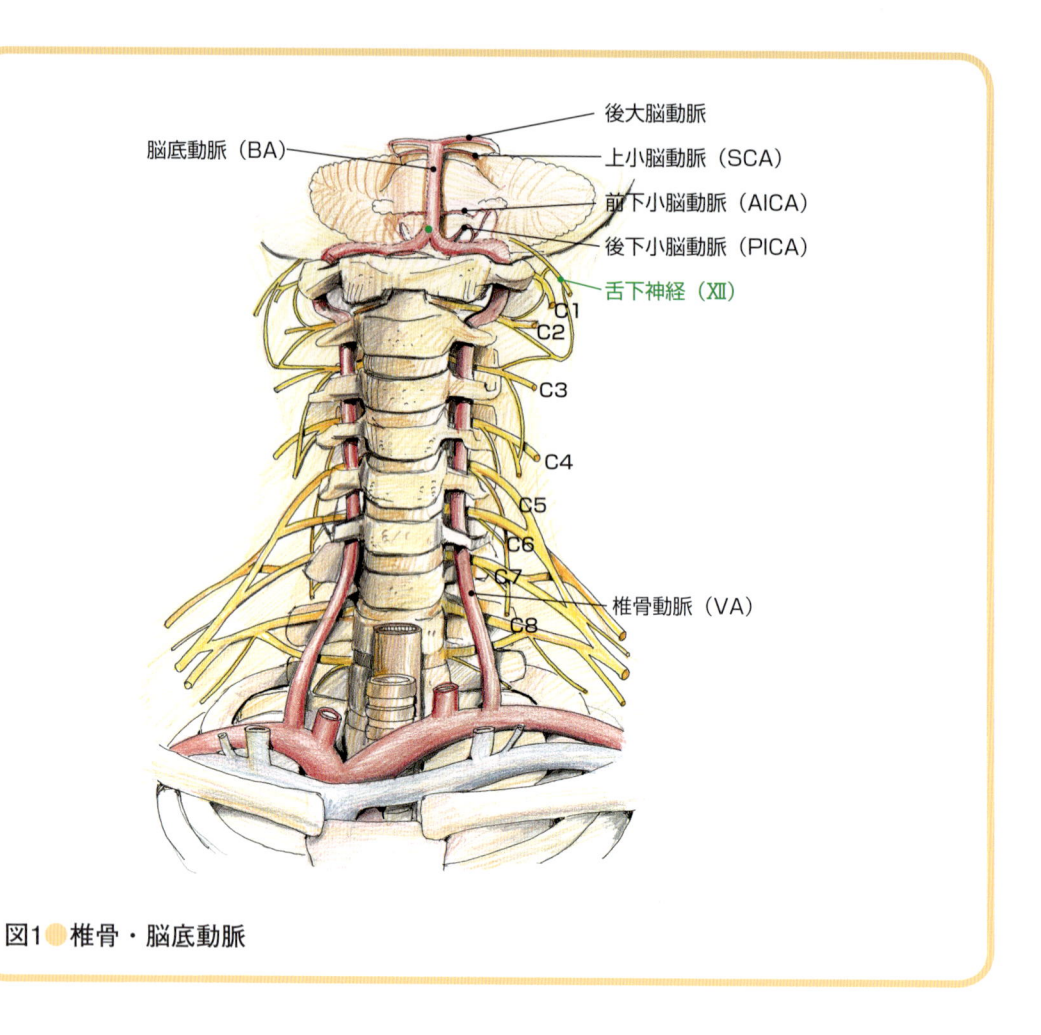

図1 ●椎骨・脳底動脈

- 左右の椎骨動脈は大孔を通って頭蓋内に入ります．
- 椎骨動脈は，延髄と橋との境界部で反対側の椎骨動脈と合流して1本の脳底動脈となります（**図1, 2**）．
- 椎骨動脈からは後下小脳動脈が分岐します（**図2**）．
  - 後下小脳動脈は延髄，小脳扁桃，小脳半球下面や虫部下部を養います．
- 脳底動脈からは前下小脳動脈や上小脳動脈が分岐します（**図2**）．
  - 前下小脳動脈は小脳半球の前下面を養います．
  - 上小脳動脈は脳底動脈遠位部で分岐し，中脳，小脳半球の上部や虫部を養います．

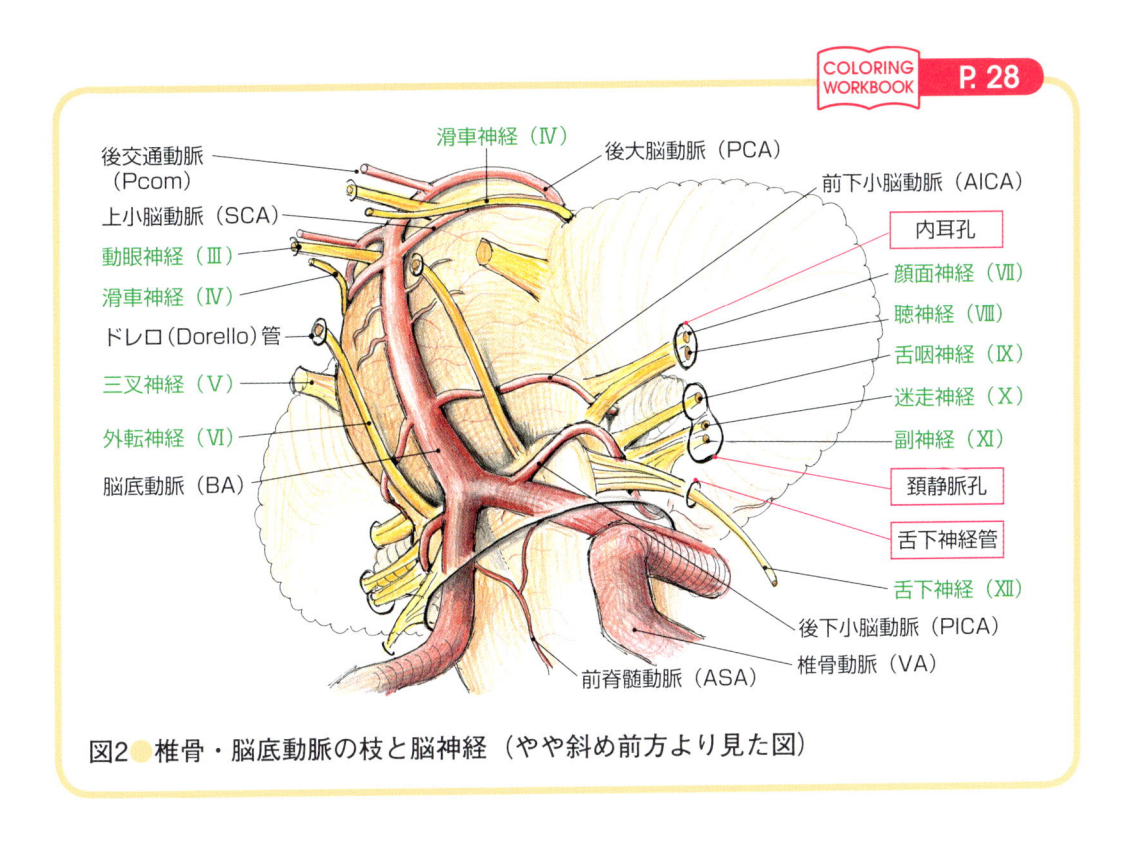

図2 ● 椎骨・脳底動脈の枝と脳神経（やや斜め前方より見た図）

【略語】 SCA：superior cerebellar artery
AICA：anterior inferior cerebellar artery
PICA：posterior inferior cerebellar artery
VA：vertebral artery
Pcom：posterior communicating artery
BA：basilar artery
PCA：posterior cerebral artery
ASA：anterior spinal artery

POINT

椎骨動脈は大孔を通って頭蓋内に入り，延髄と橋との境界部で反対側の椎骨動脈と合流して1本の脳底動脈となります．

06 硬膜静脈洞

図中ラベル（左側、上から）:
- トロラール静脈
- モンロー孔
- 海綿静脈洞
- 浅シルビウス裂静脈（浅中大脳静脈）
- 蝶形頭頂静脈洞
- ラベ静脈
- 上錐体静脈洞
- 下錐体静脈洞
- S状静脈洞
- 顔面静脈
- 内頸静脈

図中ラベル（右側、上から）:
- 上矢状静脈洞
- 下矢状静脈洞
- 大脳鎌
- 内大脳静脈
- ガレン静脈
- 脳底静脈
- 直静脈洞
- 小脳テント
- 静脈洞交会
- 外後頭隆起
- 後頭静脈洞
- 横静脈洞
- 外頸静脈

図 ● 硬膜静脈洞

静脈洞は硬膜の中を走行しているので，骨にくっついて存在しています．大脳鎌および小脳テントの付着部に沿って走行しています．各静脈洞の静脈血が内頸静脈に至るまでの経路をイラストで追ってください．

硬膜静脈洞

- 頭蓋内には硬膜静脈洞という特殊な構造物が，硬膜内葉と外葉の間にあります．
  - 大脳鎌の上縁（付着縁）は2葉に分かれ，中に上矢状静脈洞を収めています．
  - 大脳鎌の下縁（自由縁）は2葉に分かれ，中に下矢状静脈洞を収めています．
  - 小脳テントの中央部の中には直静脈洞が走り，それらは内後頭隆起の高さで合流し静脈洞交会となります．
    * 静脈洞交会から横静脈洞が始まり，横静脈洞は後頭骨内面の横静脈洞溝を小脳テント付着部に沿って外前方に走ります．
    * 横静脈洞は乳様突起の内面でS状静脈洞と名前を変え頸静脈孔に達します．
    * S状静脈洞の静脈血は頸静脈孔から始まる内頸静脈に注がれ，心臓に戻ります．
  - トルコ鞍の外側には海綿静脈洞があります．
- 硬膜静脈洞の中には静脈血が流れています．
- 硬膜静脈洞の内面は内皮細胞で覆われていますが，弁はなく，また，固有の静脈壁もありません．
- 脳表静脈のうち，脳表から離れて硬膜静脈洞へ流入する静脈を架橋静脈と言います．
  - 架橋静脈は硬膜静脈洞と脳表静脈との架け橋となっています．
  - 架橋静脈は外傷性急性硬膜下血腫の原因血管のひとつです．

硬膜静脈洞に至るまでの血流

- 脳表の側面上半分の静脈血は上矢状静脈洞に注がれます．
- 脳表の側面下半分からの静脈血は，下吻合静脈（ラベ静脈）から横静脈洞に注がれる経路と，浅中大脳静脈（浅シルビウス裂静脈）から海綿静脈洞へ注がれる経路とがあります．
- 大脳基底核などの脳深部からの静脈血は，下矢状静脈洞やガレン静脈を経て直静脈洞に注がれます．

> **POINT**
> 硬膜静脈洞は硬膜内葉と外葉の間にある特殊な構造物で，静脈血が流れています．
> 硬膜静脈洞には弁はなく，固有の静脈壁もありません．

07 外頸動脈

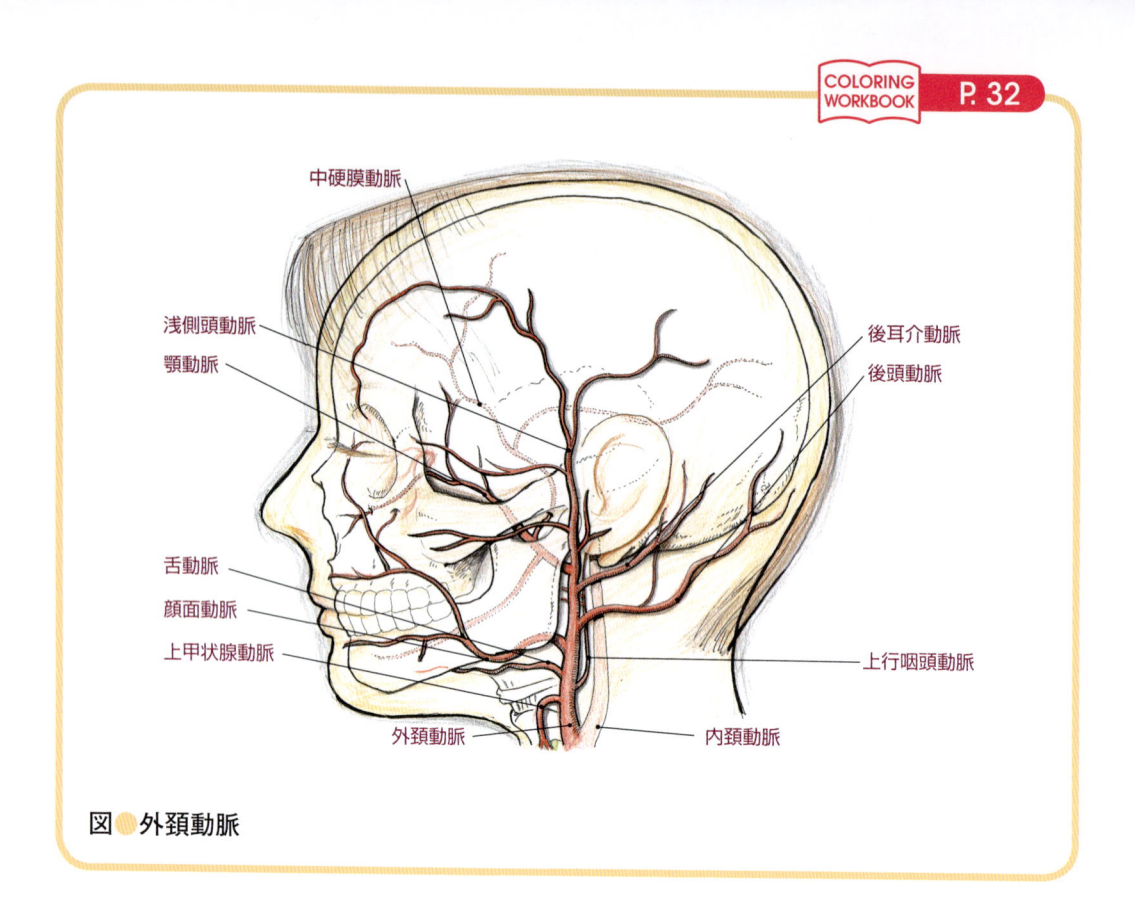

図 外頸動脈

- 中硬膜動脈
- 浅側頭動脈
- 顎動脈
- 後耳介動脈
- 後頭動脈
- 舌動脈
- 顔面動脈
- 上甲状腺動脈
- 外頸動脈
- 内頸動脈
- 上行咽頭動脈

- 外頚動脈は，ほぼ甲状軟骨上縁の高さで，内頚動脈とともに総頚動脈から分かれます．
- 外頚動脈は，前頚部，顔面，舌，頭皮，頭蓋骨や硬膜を養います．
- 外頚動脈は，上甲状腺動脈，顔面動脈，舌動脈，上行咽頭動脈，後頭動脈，後耳介動脈，顎動脈や浅側頭動脈を分岐します．
    - 顎動脈および浅側頭動脈は，外頚動脈の終枝です．
    - 顎動脈は多くの枝を出しますが，そのなかに中硬膜動脈があります．
        * 中硬膜動脈は棘孔（きょくこう）を通って頭蓋内に入り，頭蓋内板の溝（血管溝）の中を走行します．
        * 中硬膜動脈は硬膜を養います．
        * 中硬膜動脈は髄膜腫の栄養血管となります．
        * 頭部外傷により中硬膜動脈を横切る頭蓋骨骨折が生じ中硬膜動脈が損傷されると，急性硬膜外血腫を引き起こします．
- 浅側頭動脈（STA）は頭皮を栄養します．
    - 浅側頭動脈は，中大脳動脈閉塞症に対する吻合術（バイパス術）として使用されますが，これが浅側頭動脈−中大脳動脈吻合術（STA-MCAバイパス術）です．

【略語】 STA：superficial temporal artery
MCA：middle cerebral artery

POINT

- 外頚動脈は甲状軟骨上縁の高さで，内頚動脈とともに総頚動脈から分かれます．
- 外頚動脈は顔面，頭皮，頭蓋骨や硬膜を養います．
- 中硬膜動脈は外傷性急性硬膜外血腫の原因血管の一つです．
- 浅側頭動脈は，脳梗塞に対して行われる吻合術に用いられる血管の一つです．

INDEX

A-Z

ACA	68
AcomA	68
ACTH	25
ADH	21, 23, 25
AICA	75
anterior cerebral artery	68
anterior communicating artery	68
anterior inferior cerebellar artery	75
anterior spinal artery	75
ASA	75
BA	68, 75
basilar artery	69, 75
CRH	23
ECA	68
external carotid artery	68
FSH	25
GH	25
GHIH	23
GHRH	23
ICA	68
internal carotid artery	68
LH	25
MCA	68, 79
middle cerebral artery	68, 79
nucleus ventralis posterolateralis	58
PCA	68, 75
Pcom	68, 75
PICA	75
posterior cerebral artery	69, 75
posterior communicating artery	68, 75
posterior inferior cerebellar artery	75
SAH	67, 68
SCA	75
STA	79
STA-MCAバイパス術	79
subarachnoid hemorrhage	69
superficial temporal artery	79
superior cerebellar artery	75
S状静脈洞	77
TRH	23
TSH	25
VA	68, 75
vertebral artery	68, 75
VPL	21, 58
VPM	21

あ

アニソコリア	59
一次運動野	13
一次感覚野	13, 58
ウィリス動脈輪	67
ウェルニッケ野	18
迂回路	67
運動失調	16
運動性言語中枢	13, 14
運動性失語	15
運動麻痺	13, 16
エディンガー・ウェストファル核	60
横静脈洞	77
黄体形成ホルモン	25
黄斑回避	19
オキシトシン	21, 25

か

外眼筋	44, 45
外頚動脈	65, 79
外側溝	13
外側脊髄視床路	29
外側翼突筋	47
外転神経	28, 43, 45
灰白質	13
海綿静脈洞	44
下顎神経	47
蝸牛神経	49
架橋静脈	77
顎舌骨筋	47
顎動脈	79

INDEX

顎二腹筋前腹	47	ゲルストマン症候群	17
下行性神経路	55	後外側腹側核	21,58
下行性伝導路	55	後核	22
下矢状静脈洞	77	後下小脳動脈	74
下斜筋	44,45	咬筋	47
下小脳脚	32	後交通動脈	68
下垂体窩	23	後耳介動脈	79
下垂体茎	21,23	後視床下野	22
下垂体前葉ホルモン	22,25	甲状腺刺激ホルモン	25
下垂体前葉ホルモン放出ホルモン	23	甲状腺刺激ホルモン放出ホルモン	23
下垂体ホルモン	25	甲状腺ホルモン	25
下直筋	44,45	後頭蓋窩	9
滑車神経	28,43,44	後大脳動脈	68
ガッセル神経節	46	後頭筋	48
下吻合静脈	77	後頭動脈	79
感覚性言語	18	後頭葉	13,19
感覚性言語野	18	後内側腹側核	21
感覚路	57	鉤ヘルニア	43,59
眼球運動	44	硬膜静脈洞	77
眼動脈	9	後葉ホルモン	25
間脳	20	抗利尿ホルモン	21,25
顔面神経	28,48	口輪筋	48
顔面神経核	49	鼓膜張筋	47
顔面神経麻痺	49		
顔面動脈	79		

さ

眼輪筋	48	索状体	32
寒冷中枢	22	鎖骨下動脈	65
弓状核	22	左右識別障害	17
球状核	31	三叉神経	28,46
嗅神経	41	三叉神経圧痕	46
頬筋	48	三叉神経脊髄路	28
共同水平運動	13	三叉神経節	46
橋腕	32	三大好発部位	67
空腹中枢	22	三半規管	49
くも膜下腔	37	趾	13
くも膜下出血	67	視覚性失認	17
くも膜顆粒	37	視索上核	21
頚静脈孔	50,77	視床	21
頚部	65	歯状核	31

INDEX

視床下部	21	成長ホルモン放出ホルモン	23
視床下部ホルモン	22,23	成長ホルモン抑制ホルモン	23
視神経	41	脊髄視床路系	58
室間孔	34	舌咽神経	50,51
失語症	15	舌下神経	50,52
室頂核	31	摂食中枢	22
支配神経	44	舌動脈	79
四分盲	17,18	前下小脳動脈	74
視放線	17,18	腺下垂体	24
視野障害	19	前交通動脈	67,68
手指失認	17	栓状核	31
上眼窩裂	44	浅シルビウス裂静脈	77
上行咽頭動脈	79	前頭蓋窩	9
上甲状腺動脈	79	浅側頭動脈	79
上行性神経路	55	浅側頭動脈−中大脳動脈吻合術	79
上矢状静脈洞	77	前大脳動脈	68,73
上斜筋	44,45	前頭眼野	13
上小脳脚	32	前頭筋	48
上直筋	44,45	前頭葉	9,13,15
小脳	30	前葉ホルモン	25
小脳脚	31	総頚動脈	65
小脳虫部	31	側頭筋	47
小脳半球	31	側頭頭頂筋	48
静脈洞交会	77	側頭葉	9,13
触覚	58	側頭葉中央	18
シルビウス裂	13,18	側脳室	34
神経核	71	側副血行路	67
神経下垂体	23	側方注視麻痺	13
神経細胞体	71	咀嚼筋	47
髄液循環	34,37		
錐体路	54	## た	
水平性共同偏視	14		
頭蓋円蓋部	9	第10脳神経	50
頭蓋冠	9	第11脳神経	50
頭蓋腔	9	第12脳神経	50
頭蓋底	9	第1枝	46
正円孔	9	第1脳神経	41
性腺刺激ホルモン	25	第2枝	46
成長ホルモン	25	第2脳神経	41
		第3枝	47

第三脳室	35
第3脳神経	43
第四脳室	30,36
第5脳神経	46
第6頚椎	66
第6脳神経	43
第7脳神経	48
第8脳神経	48
第9脳神経	50
体温調節	22
対光反射	59
体性感覚障害	16
大脳	12
大脳鎌	12,77
大脳基底核	71
大脳縦裂	12
大脳動脈輪	67
大脳半球	12
大脳辺縁系	22
知覚根	46
中硬膜動脈	79
中小脳脚	32
中心後回	16,58
中心前回	13,55
中枢性顔面神経麻痺	48
中頭蓋窩	9
中大脳動脈	73
中大脳動脈分岐部	67
中大脳動脈閉塞症	79
聴覚野	18
蝶形骨縁	9
聴神経	48
椎骨動脈	65,73
椎骨脳底動脈	73
痛・温覚	58
動眼神経	43,45
動眼神経麻痺	43
瞳孔散大	43
瞳孔反射弓	61

瞳孔不同	43
投射神経路	55
投射線維	55
投射路	55
頭頂葉	16
頭頂連合野	17
同名性半盲	19
トルコ鞍	9,23

な

内頚動脈	65,68
内頚動脈－後交通動脈分岐部	67
内耳神経	48,49
内側翼突筋	47
内直筋	44,45
内包	56
一次感覚野	13,16
乳汁射出作用	25
乳腺刺激ホルモン	25
乳頭体	22
妊娠子宮収縮作用	25
脳幹	27
脳溝	13
脳梗塞	79
脳室系	34
脳底動脈	74
脳動脈瘤	67
脳ヘルニア	43
脳葉	13

は

バイパス術	79
白質	13
バゾプレッシン	21
パッキオニ小体	37
半月神経節	46
半側空間無視	16
皮質脊髄路	54,55
標的内分泌腺	25

INDEX

副交感神経系 …………………………… 22
副神経 …………………………………… 50,51
副腎皮質刺激ホルモン ………………… 25
副腎皮質刺激ホルモン放出ホルモン … 23
副腎皮質ホルモン ……………………… 25
負のフィードバック機構 ……………… 25
ブローカ野 ……………………………… 13
ブロードマン …………………………… 13
プロラクチン …………………………… 25
プロラクチン抑制ホルモン …………… 23
吻合術 …………………………………… 79
ヘシュル横回 …………………………… 18
ヘルニア ………………………………… 43
片葉小節葉 ……………………………… 31
放出ホルモン …………………………… 23,25
ホムンクルス …………………………… 13,55

ま

マジャンディー孔 ……………………… 37
末梢性顔面神経麻痺 …………………… 28,48
迷走神経 ………………………………… 50,51
メッケル腔 ……………………………… 46
モンロー孔 ……………………………… 34

や

優位半球 ………………………………… 12,14
抑制ホルモン …………………………… 23,25

ら

ラベ静脈 ………………………………… 77
卵胞刺激ホルモン ……………………… 25
ルシュカ孔 ……………………………… 37
レンズ核 ………………………………… 71
漏斗核 …………………………………… 22
漏斗茎 …………………………………… 21
ローランド溝 …………………………… 13

わ

腕頭動脈 ………………………………… 65

新人ナースのための塗って覚えて理解する！はじめての脳の神経・血管解剖
― My Atlas Coloring Workbook of Basic Neuro Anatomy

2016年6月15日発行　第1版第1刷

編　著	窪田　惺
解剖図	馬見塚　勝郎
発行者	長谷川　素美
発行所	株式会社メディカ出版 〒532-8588 大阪市淀川区宮原3-4-30 ニッセイ新大阪ビル16F http://www.medica.co.jp/
編集担当	藤野美香
装　幀	松橋洋子
印刷・製本	株式会社NPCコーポレーション

Ⓒ Satoru KUBOTA, 2016

本書の複製権・翻訳権・翻案権・上映権・譲渡権・公衆送信権（送信可能化権を含む）は、（株）メディカ出版が保有します。

ISBN978-4-8404-5812-2　　　　　　　　　　　　　　　Printed and bound in Japan

当社出版物に関する各種お問い合わせ先（受付時間：平日9：00～17：00）
● 編集内容については、編集局 06-6398-5048
● ご注文・不良品（乱丁・落丁）については、お客様センター 0120-276-591
● 付属の CD-ROM、DVD、ダウンロードの動作不具合などについては、デジタル助っ人サービス 0120-276-592

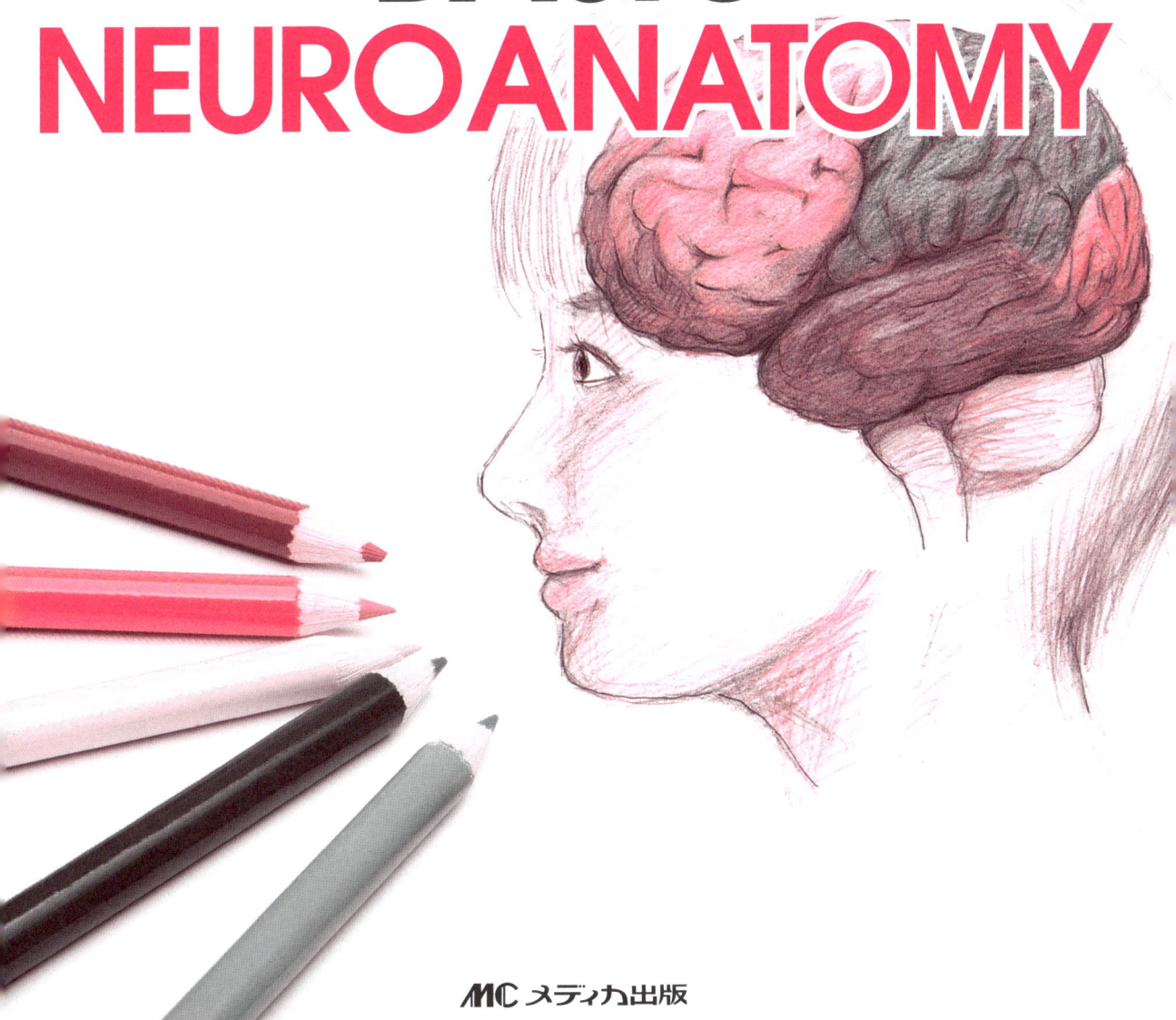

別冊

MY ATLAS
COLORING WORKBOOK of
BASIC
NEUROANATOMY

メディカ出版

別冊 MYATLAS COLORING WORKBOOK of BASIC NEUROANATOMY

CONTENTS

第1章 頭蓋底の構造
		本冊
□ 頭蓋底の構造	2, 3	8〜9

第2章 脳の構造
□ ヒトの運動野	4	12〜19
□ 視床下部の構造	5	20〜26
□ 脳幹にある神経核	6	27〜29
□ 小脳脚と伝導路	8	30〜33
□ 脳室系の構造	10	34〜37

第3章 脳神経
□ 12脳神経	11	40〜52
□ 嗅神経と視神経	12	41〜42
□ 動眼神経，滑車神経，外転神経	12, 13	43〜45
□ 三叉神経	11, 13	46〜47
□ 顔面神経	11	48〜49
□ 舌咽神経，迷走神経，副神経，舌下神経	14	50〜52

第4章 伝導路
□ 錐体路	16, 17	54〜56
□ 感覚路	18	57〜58
□ 対光反射の経路	19	59〜61

第5章 脳の血管系
□ 頸部の血管	20	64〜66
□ ウィリス動脈輪の全体像	22〜25	67〜69
□ レンズ核と支配動脈	26, 27	70〜71
□ 椎骨・脳底動脈の枝と脳神経	28	74〜75
□ 硬膜静脈洞	30	76〜77
□ 外頸動脈	32	78〜79

○ 使い方

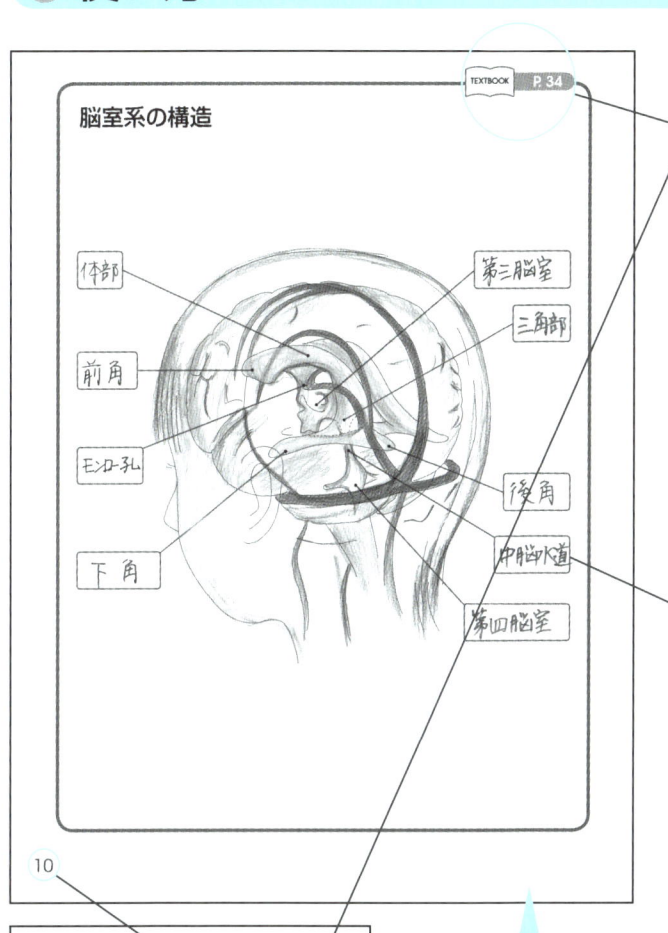

脳室系の構造

TEXTBOOK P.34

体部／第三脳室／三角部／前角／モンロー孔／後角／中脳水道／下角／第四脳室

10

05 脳室系と髄液循環

COLORING WORKBOOK P.10

図1●脳室系の全体図
脳室は，前角，体部，三角部，後角および下（側）角に分けられる．後角と下角を延長しないように注意します．
→は髄液の流れを示しています

●脳室系
脳室系には，左右の大脳半球内部の腔である側脳室，間脳内部の正中にある腔の第三脳室，および延髄・橋と小脳との間にある腔の第四脳室があります（図1）
●側脳室（図1）
※側脳室は馬蹄状で視床を取り囲むようにあります．
※側脳室は1対のモンロー孔（室間孔）により第三脳室とつながっています
※側脳室は，解剖学的には次の4つの部分に分けられます．放射線学的には体部の後1/3と下角の後部が合流する部分を三角部と呼びます．
　前角：室間孔より前方の前頭葉内にある部分
　体部（中心部）：室間孔後端から脳梁膨大近辺までの主として頭頂葉内にある部分

34

塗って，覚えて

理解する

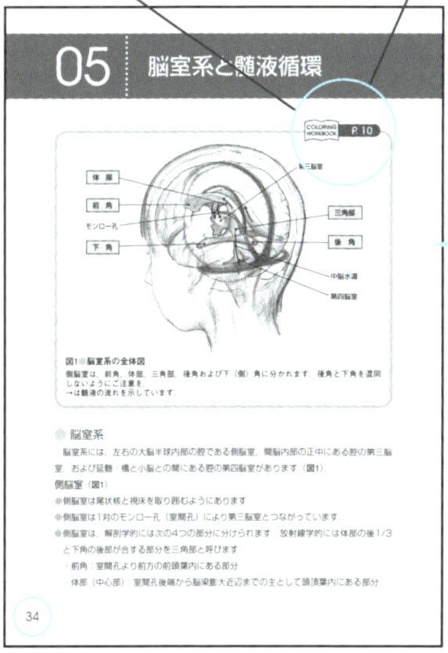

●掲載されている塗り絵用のイラストはすべて本冊の解剖図と連動しています．ワークブックには本冊の掲載ページが，本冊にはワークブックの掲載ページが載っています．本冊に掲載されている元図をまねることも，自分なりに色分けをすることも自由です．

●各部位の名称を，空欄に書き込んでください．

●空いたスペースに自分なりのメモを書き込んで，自分だけの解剖アトラスを完成してください．

注意：別冊の塗り絵用解剖図は特殊なインクで印刷しているため，コピーできません．

頭蓋底の構造

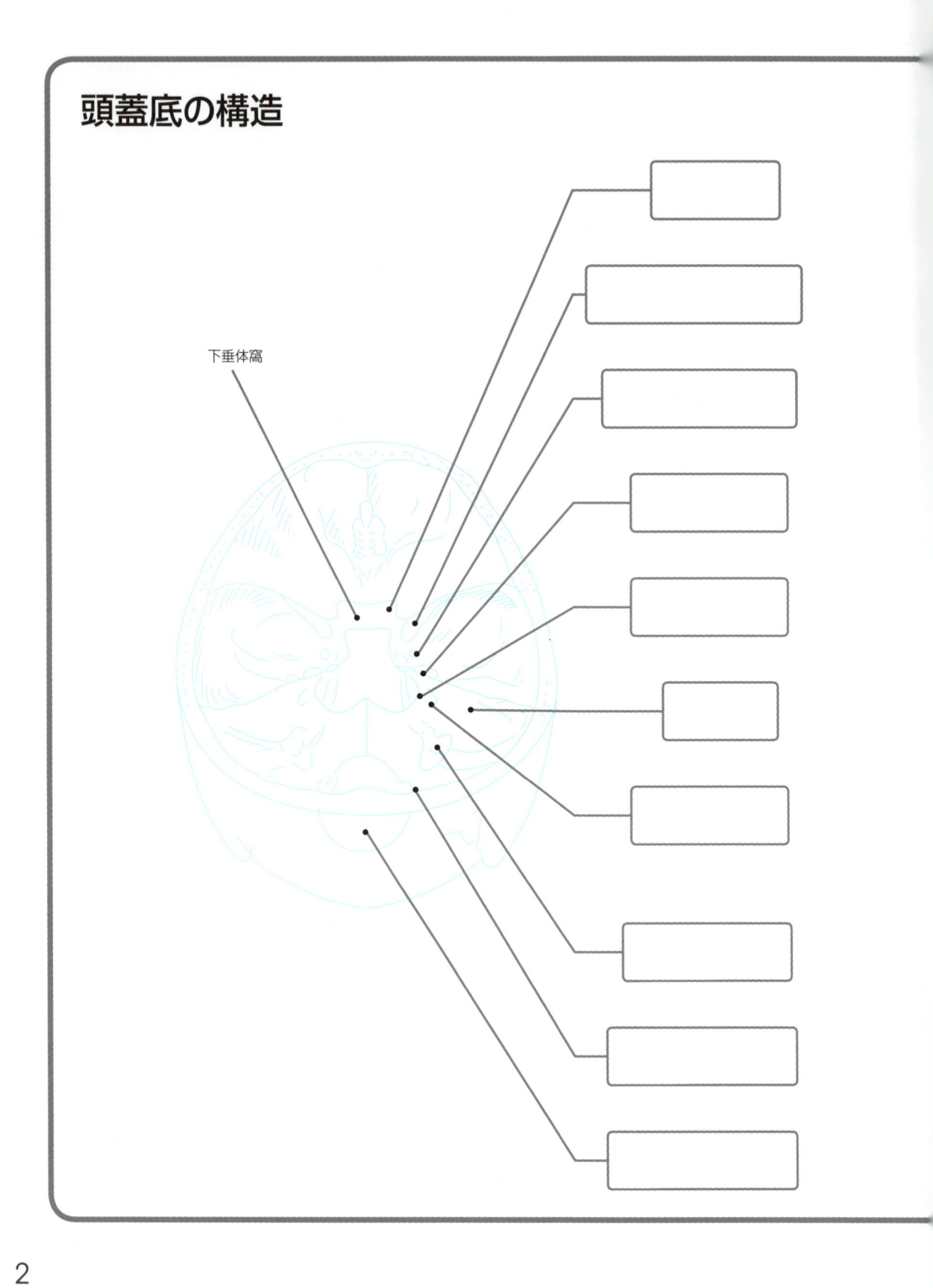

下垂体窩

TEXTBOOK P.8

下垂体窩　鞍背　　　錐体骨

錐体骨縁

ヒトの運動野

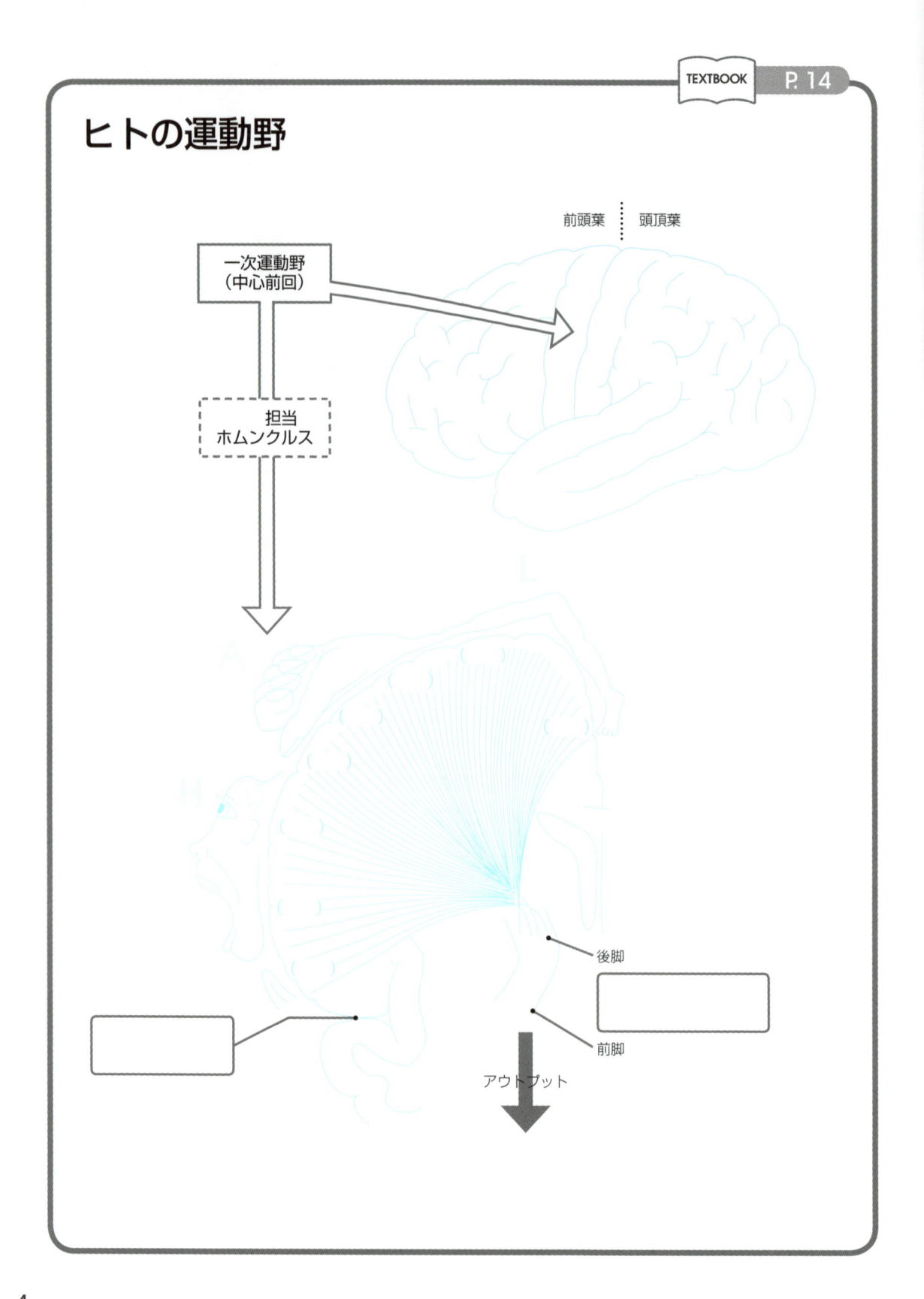

TEXTBOOK P.14

前頭葉 ／ 頭頂葉

一次運動野
（中心前回）

担当
ホムンクルス

後脚
前脚

アウトプット

視床下部の構造

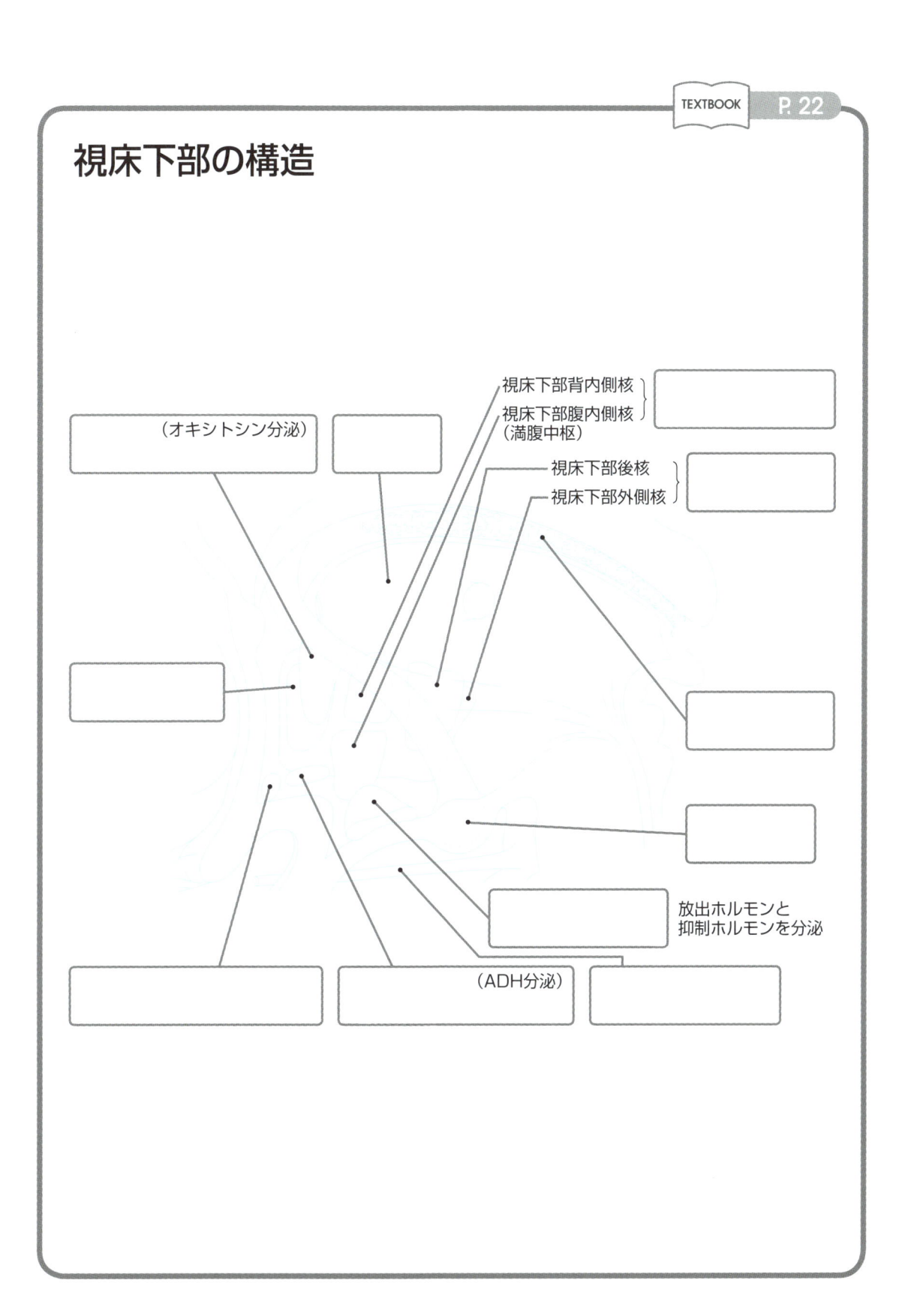

(オキシトシン分泌)

視床下部背内側核
視床下部腹内側核
（満腹中枢）

視床下部後核
視床下部外側核

放出ホルモンと
抑制ホルモンを分泌

（ADH分泌）

脳幹にある神経核

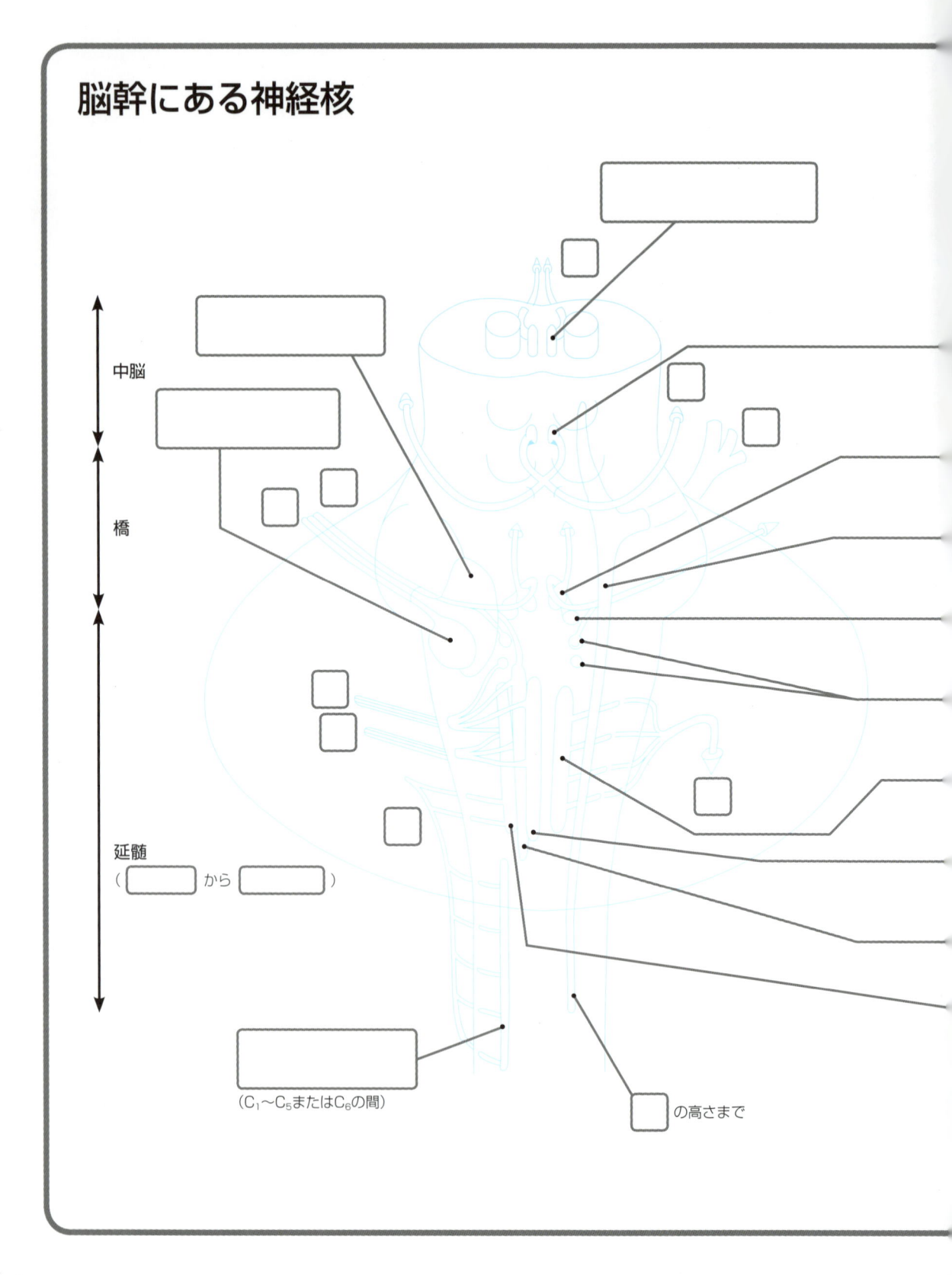

中脳

橋

延髄
（ ▢ から ▢ ）

（C₁〜C₅またはC₆の間）

▢ の高さまで

上下の

3・4	
5・6・7・8	
9・10・11・12	

脳幹部の神経核

小脳脚と伝導路

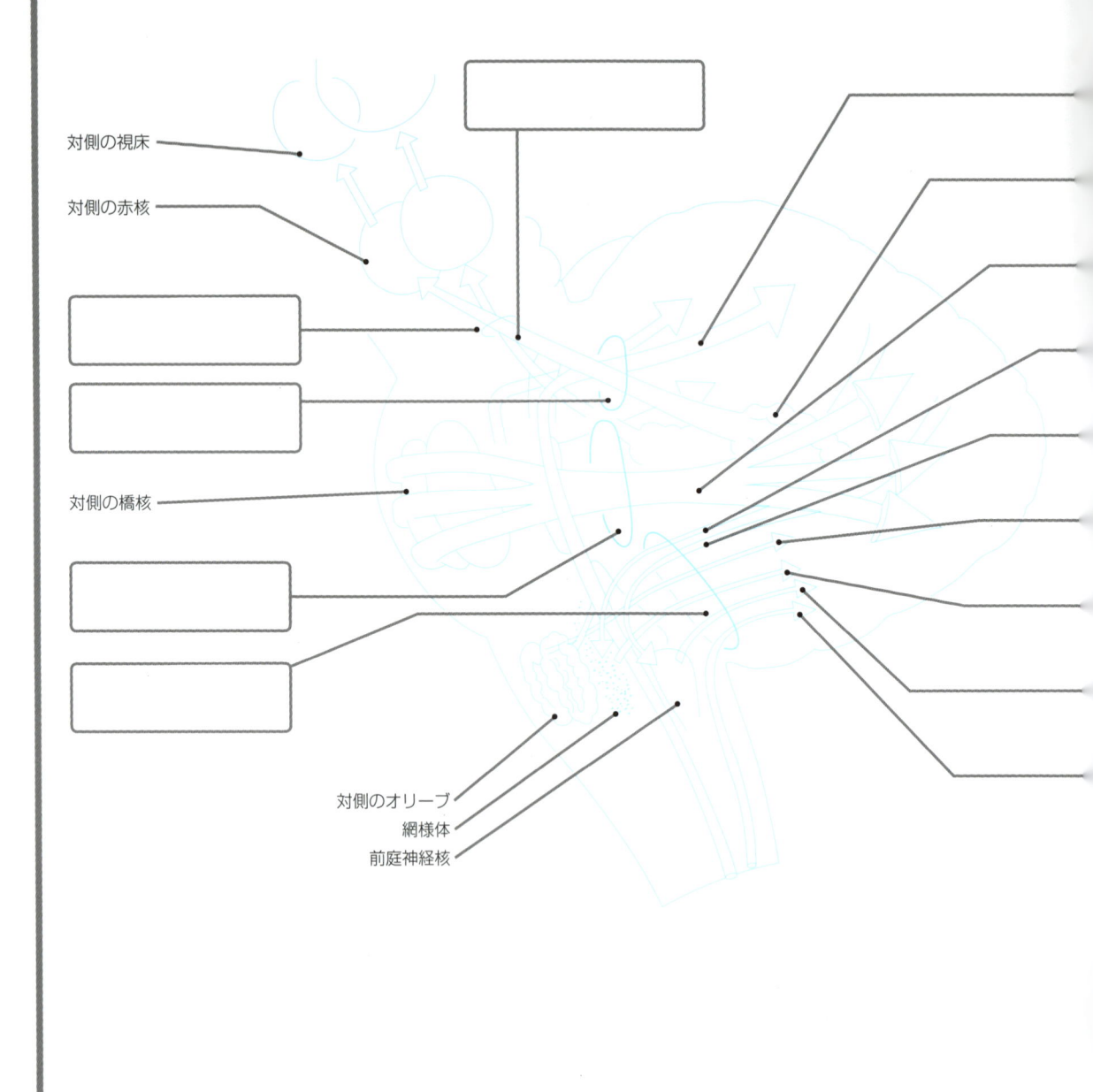

対側の視床

対側の赤核

対側の橋核

対側のオリーブ
網様体
前庭神経核

TEXTBOOK P. 32

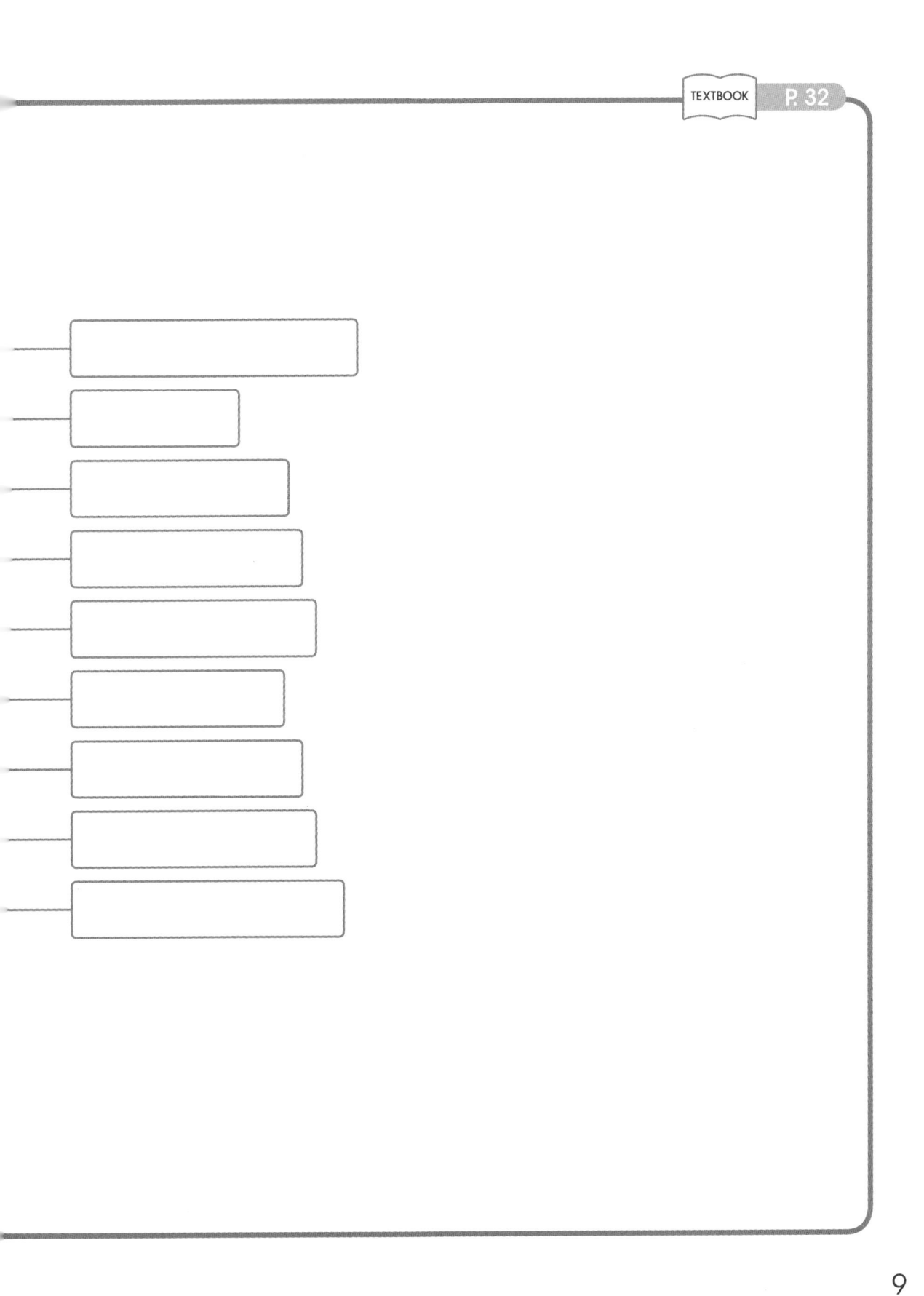

脳室系の構造

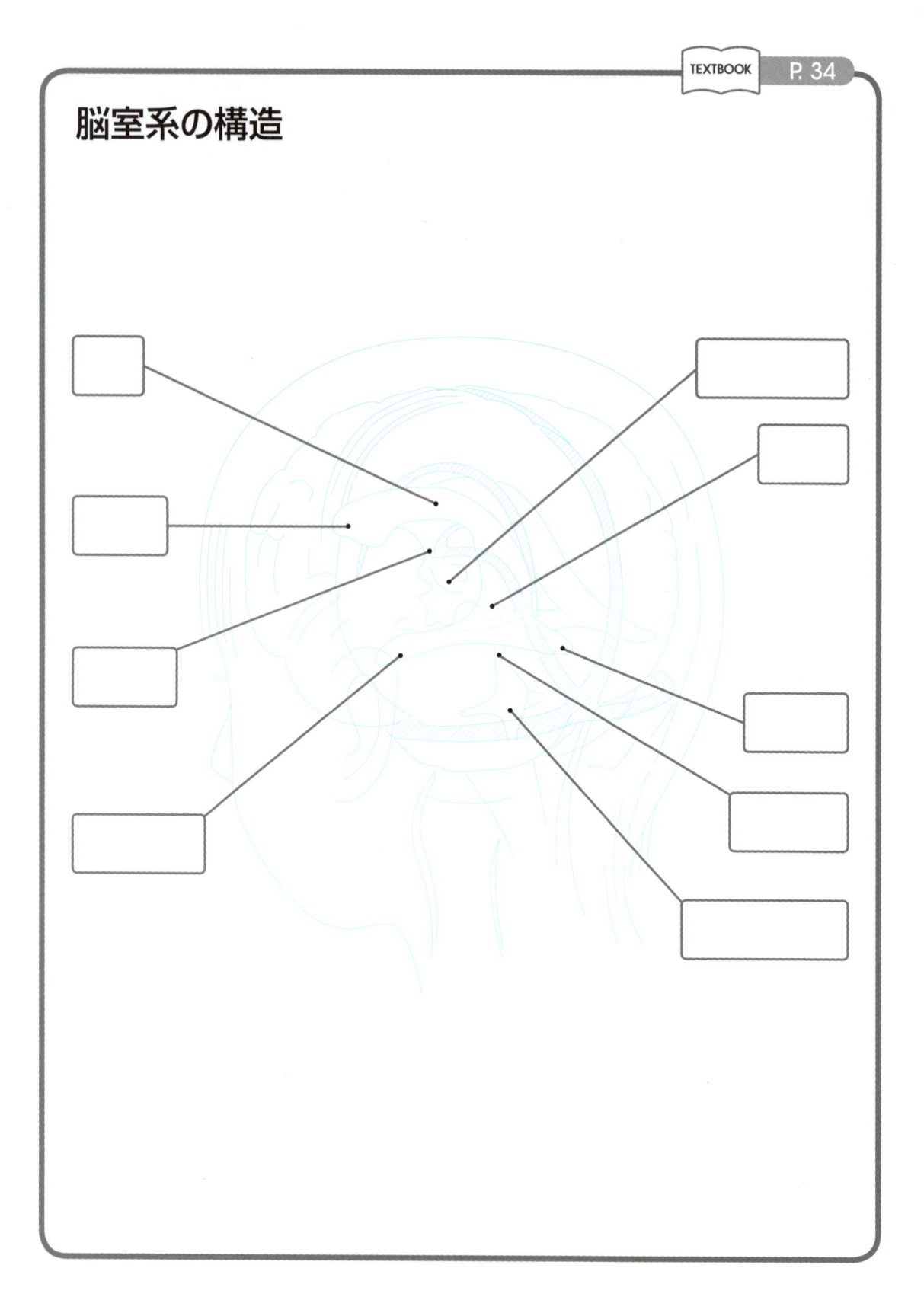

12脳神経

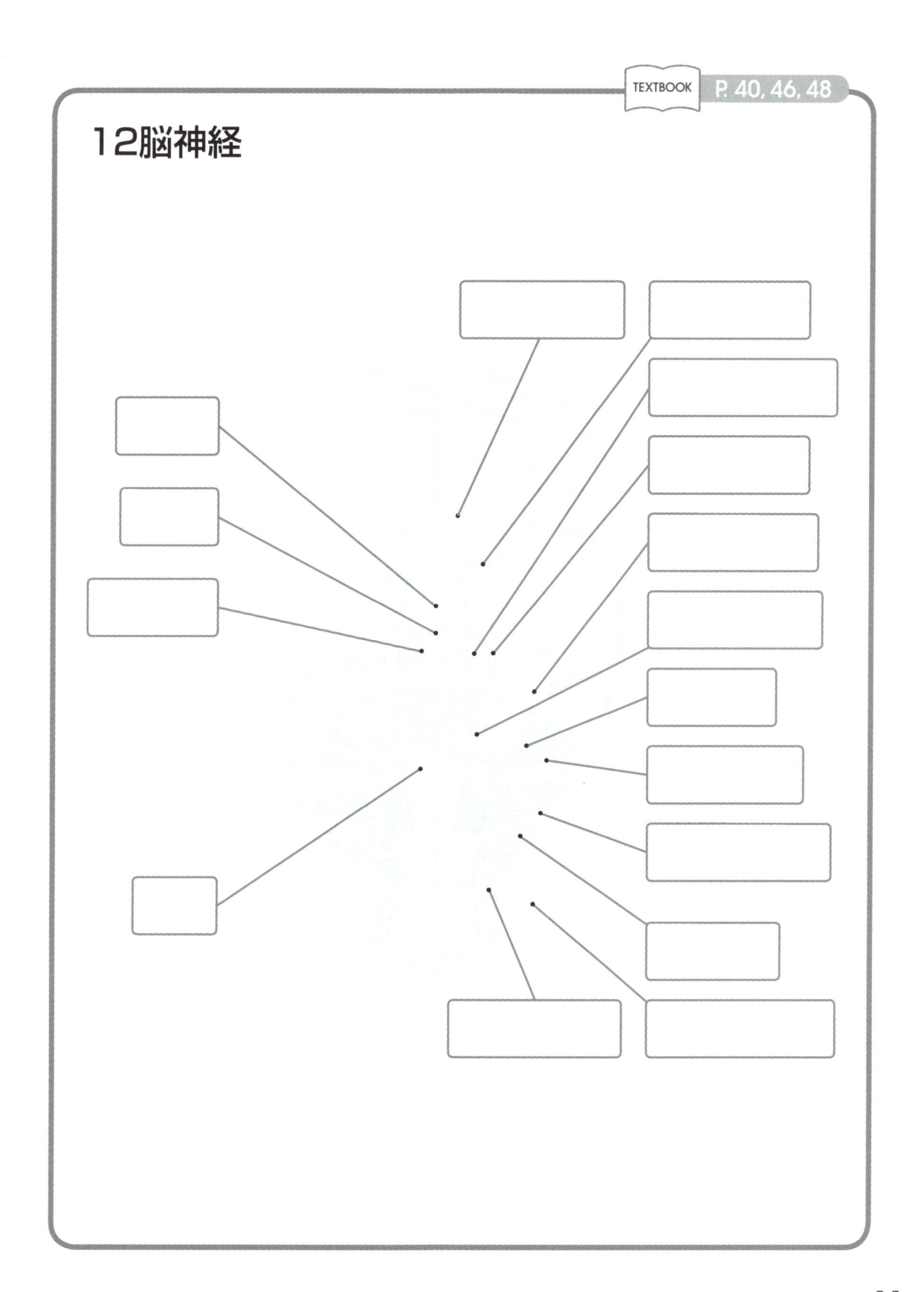

嗅神経と視神経／動眼神経，滑車神経，外転神経

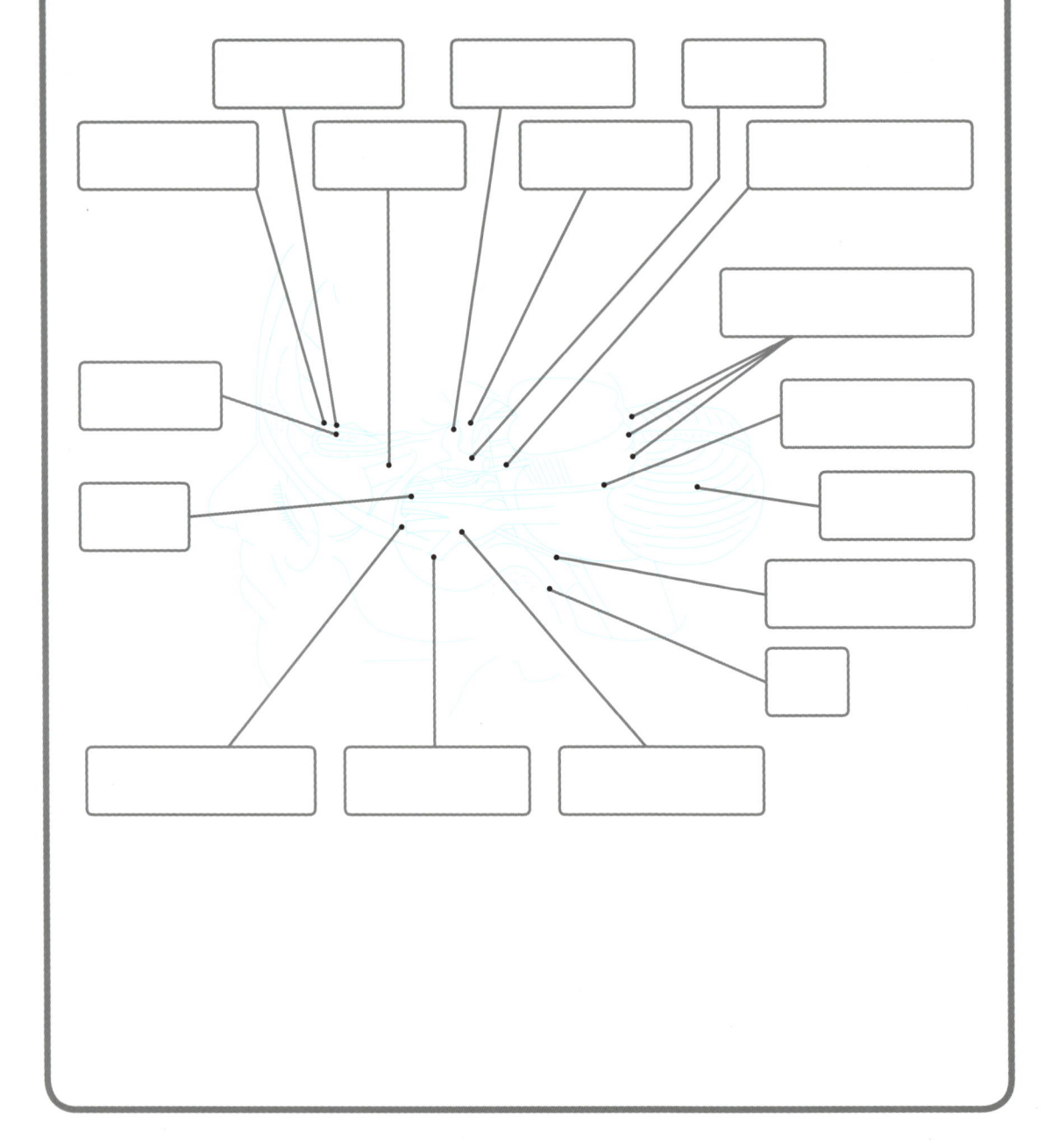

動眼神経，滑車神経，外転神経／三叉神経

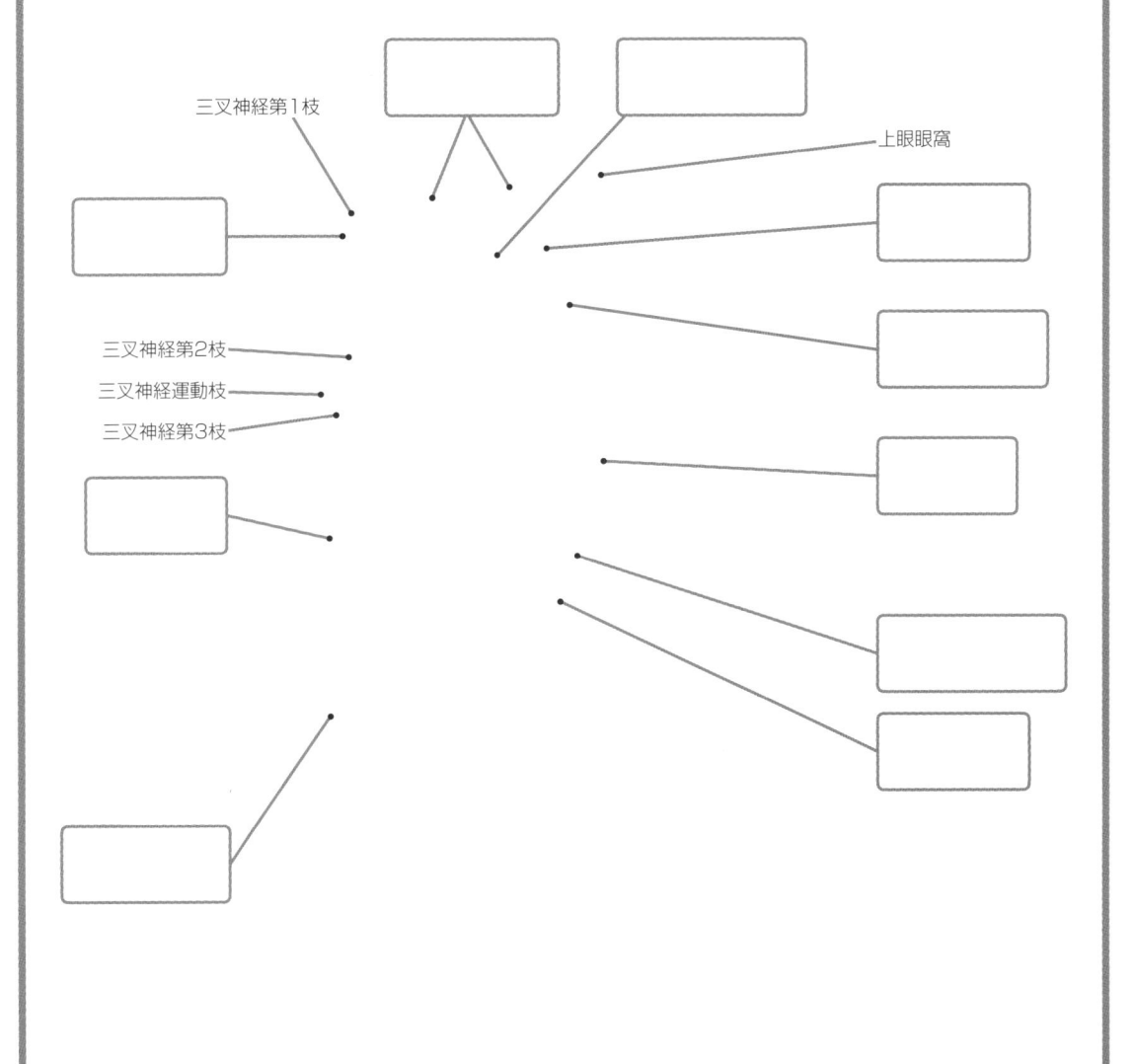

三叉神経第1枝

三叉神経第2枝
三叉神経運動枝
三叉神経第3枝

上眼眼窩

舌咽神経，迷走神経，副神経，舌下神経

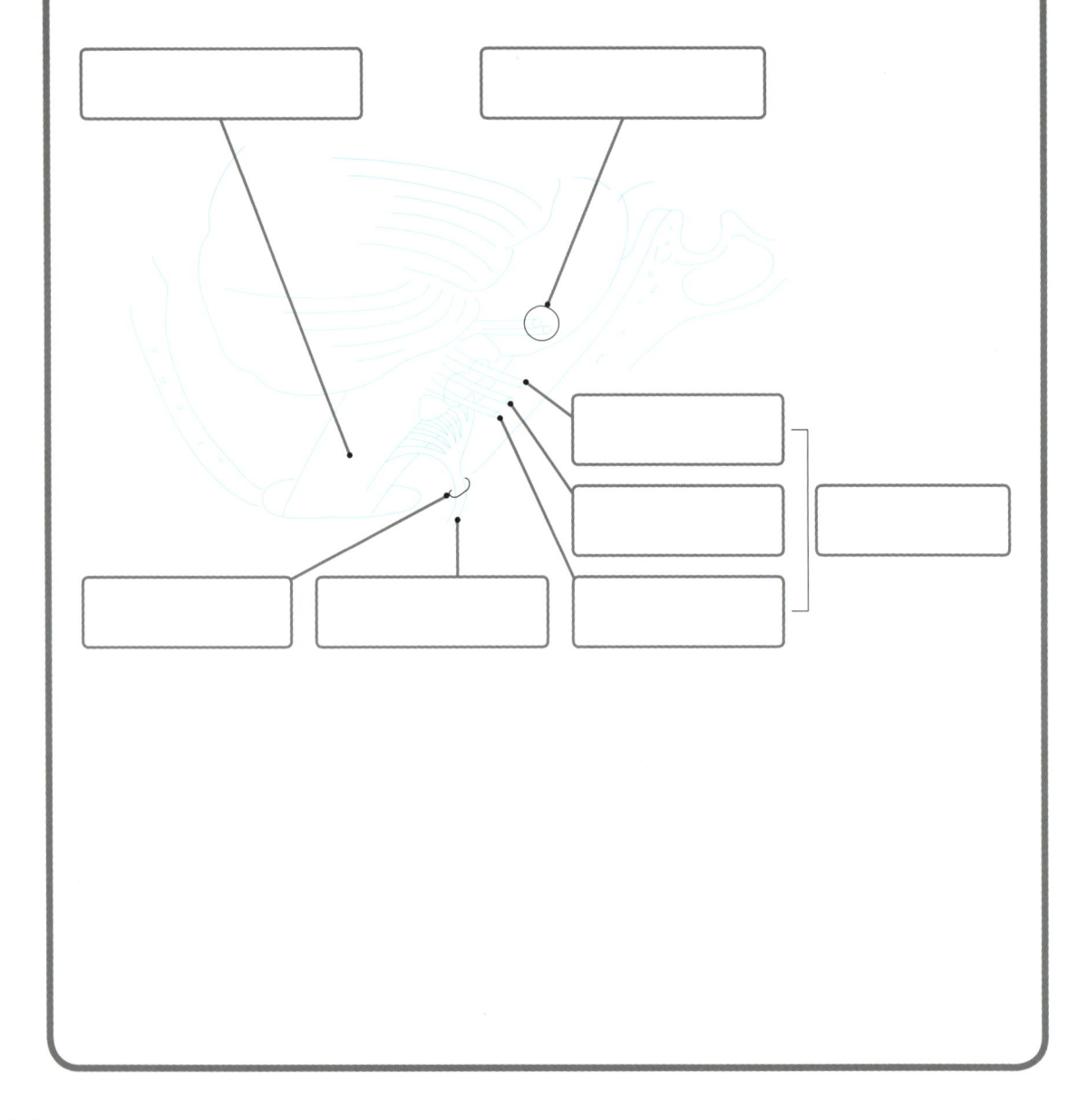

血管の略語を覚えよう！

前大脳動脈　……ACA：anterior cerebral artery

前交通動脈　……AcomA：anterior communicating artery

前下小脳動脈……AICA：anterior inferior cerebellar artery

前脊髄動脈　……ASA：anterior spinal artery

脳底動脈　　……BA：basilar artery

外頸動脈　　……ECA：external carotid artery

内頸動脈　　……ICA：internal carotid artery

中大脳動脈　……MCA：middle cerebral artery

後交通動脈　……Pcom：posterior communicating artery

後大脳動脈　……PCA：posterior cerebral artery

後下小脳動脈……PICA：posterior inferior cerebellar artery

上小脳動脈　……SCA：superior cerebellar artery

浅側頭動脈　……STA：superficial temporal artery

椎骨動脈　　……VA：vertebral artery

錐体路

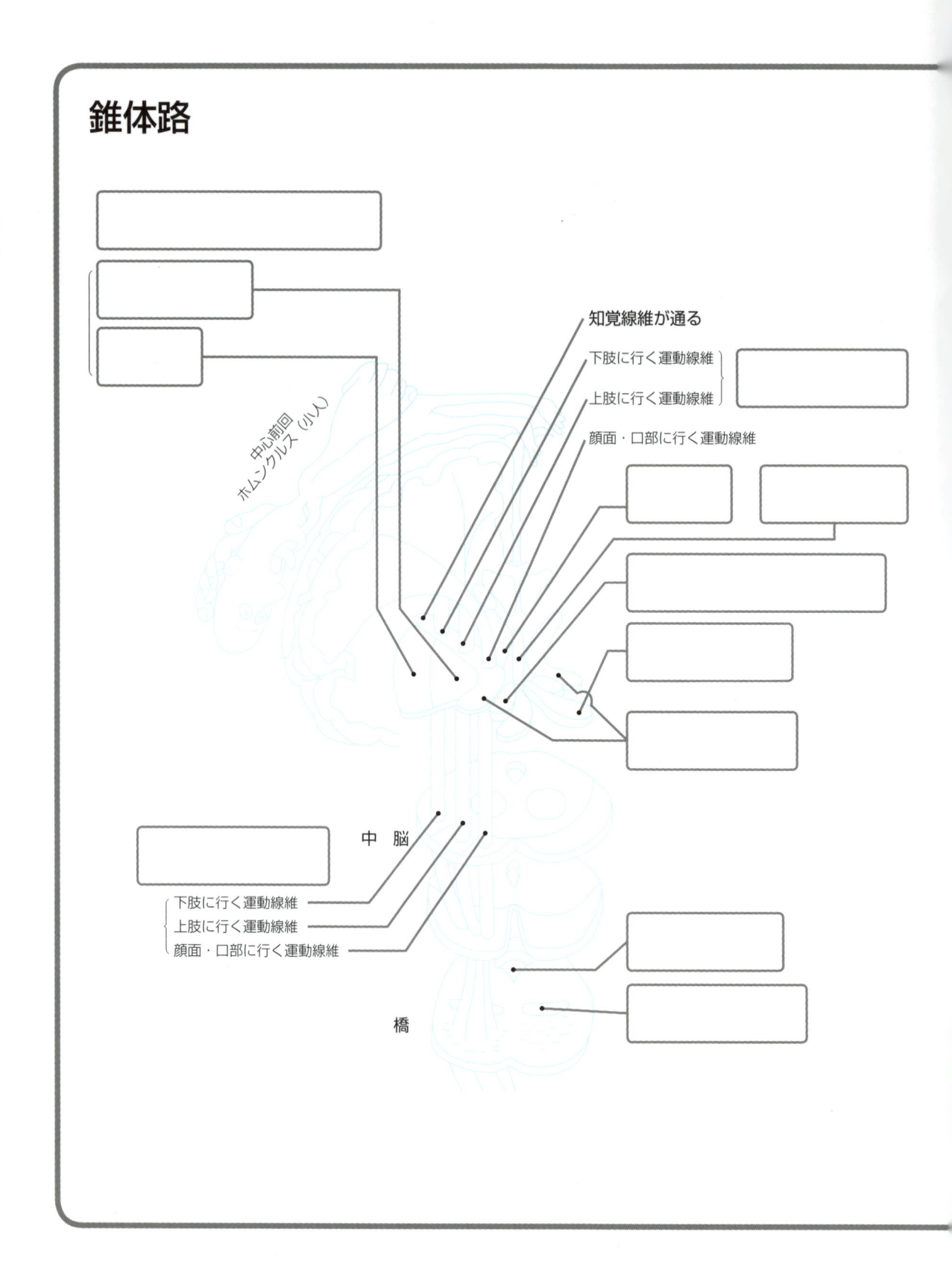

知覚線維が通る
下肢に行く運動線維
上肢に行く運動線維
顔面・口部に行く運動線維

中心前回
ホムンクルス（小人）

中 脳

下肢に行く運動線維
上肢に行く運動線維
顔面・口部に行く運動線維

橋

橋

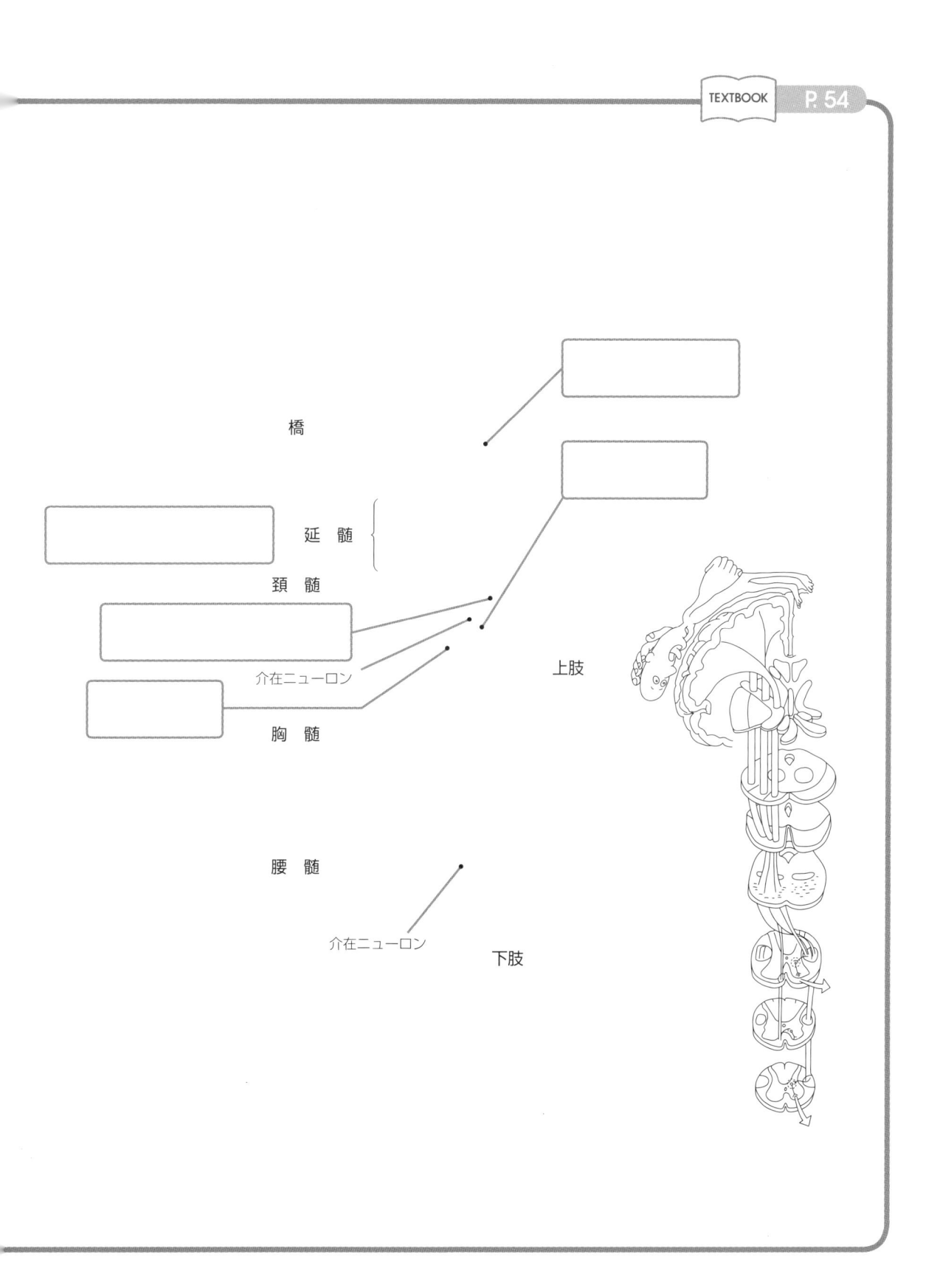

延髄

頚髄

介在ニューロン

胸髄

腰髄

介在ニューロン　　下肢

上肢

感覚路

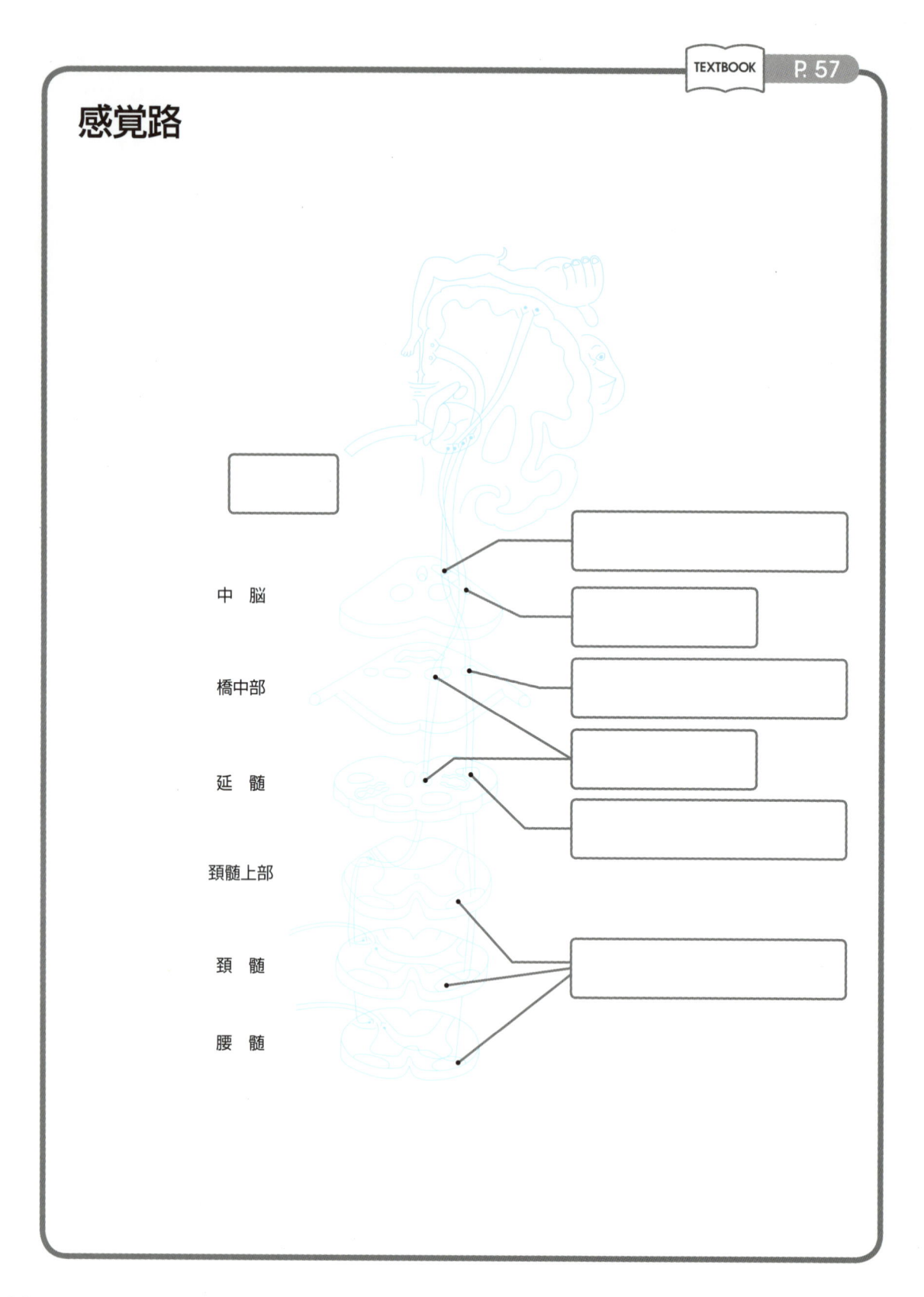

中　脳

橋中部

延　髄

頚髄上部

頚　髄

腰　髄

対光反射の経路

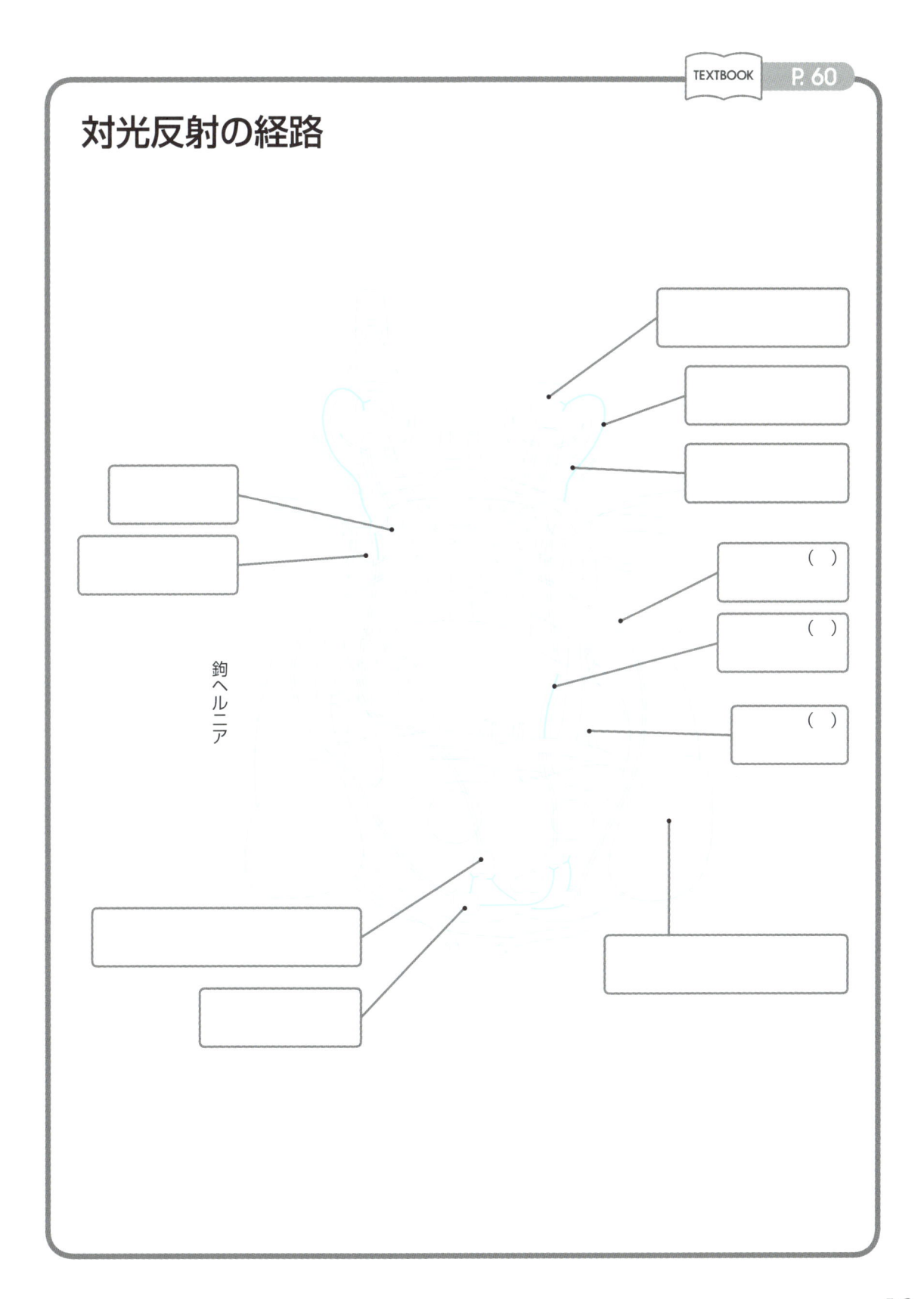

鉤ヘルニア

( )
( )
( )

頚部の血管

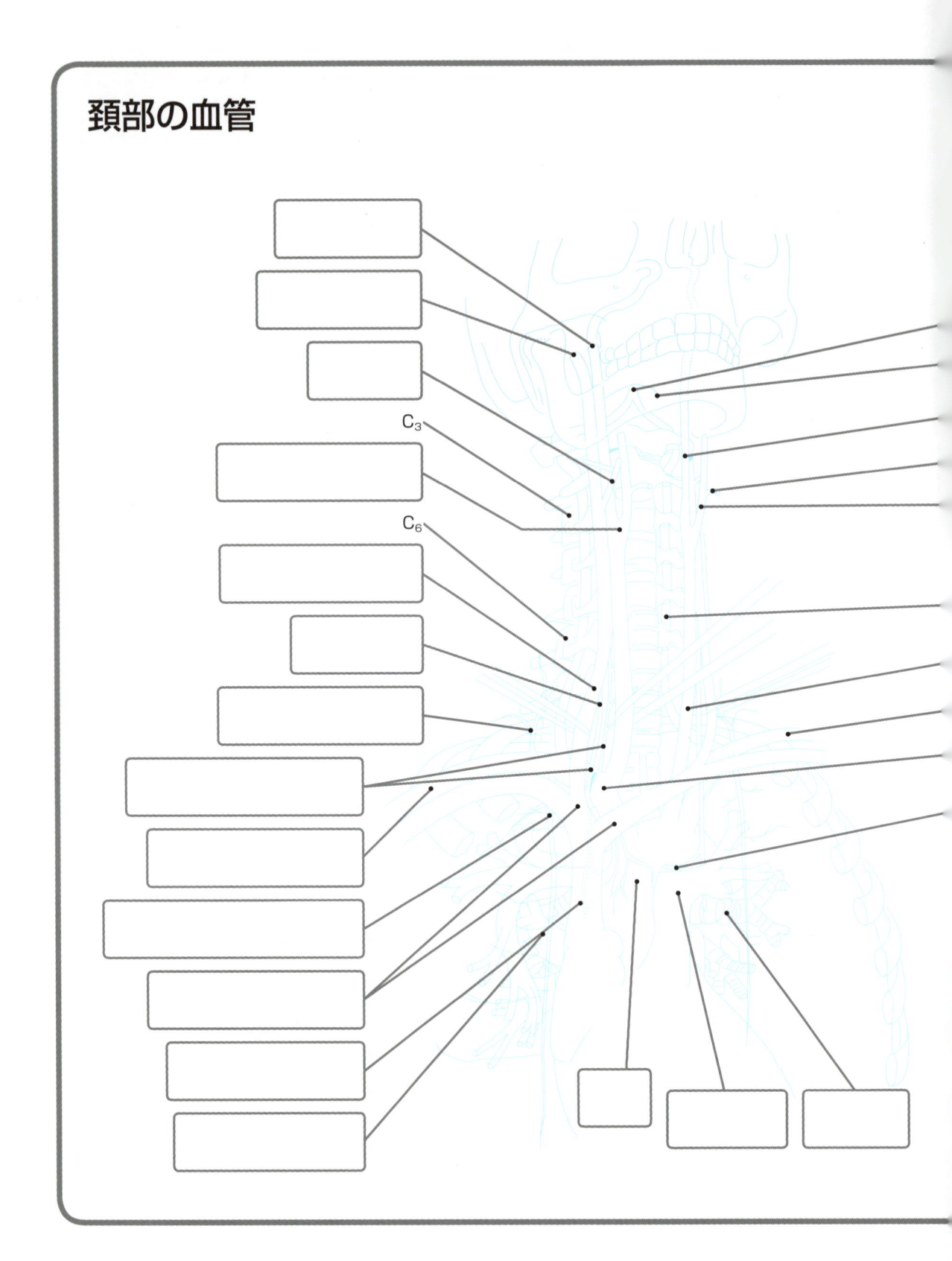

C_3

C_6

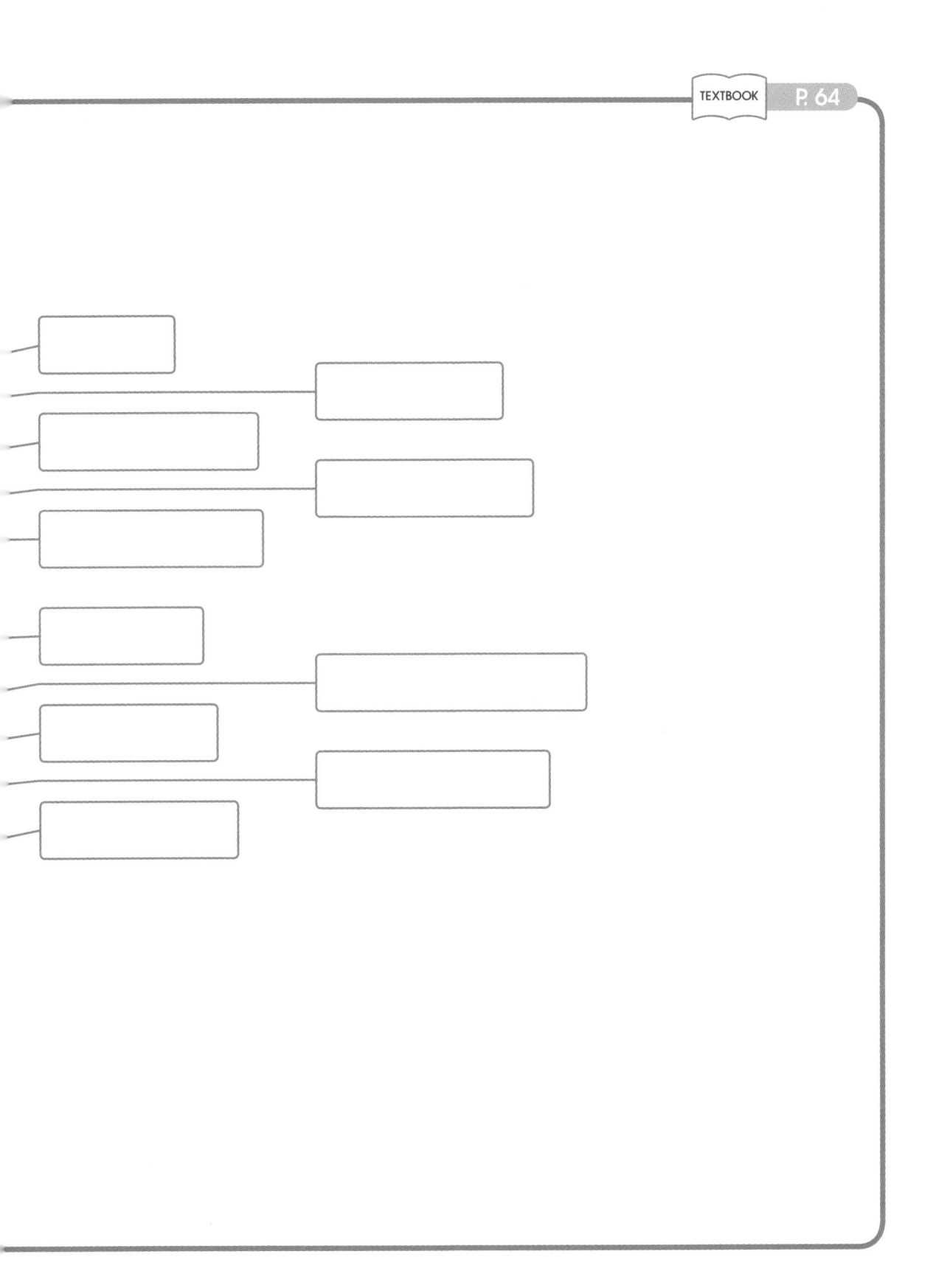

ウィリス動脈輪の全体像①

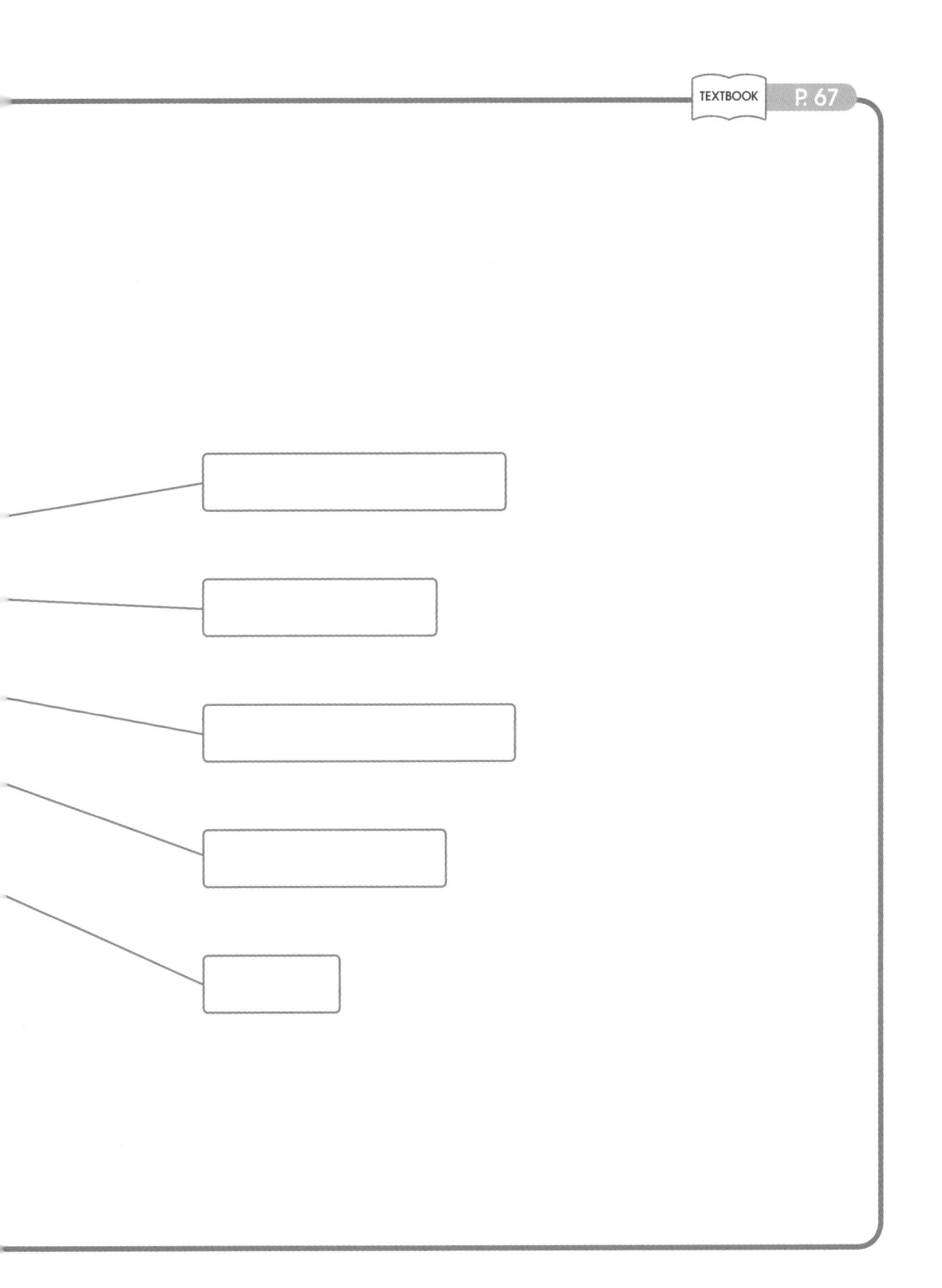

ウィリス動脈輪の全体像②

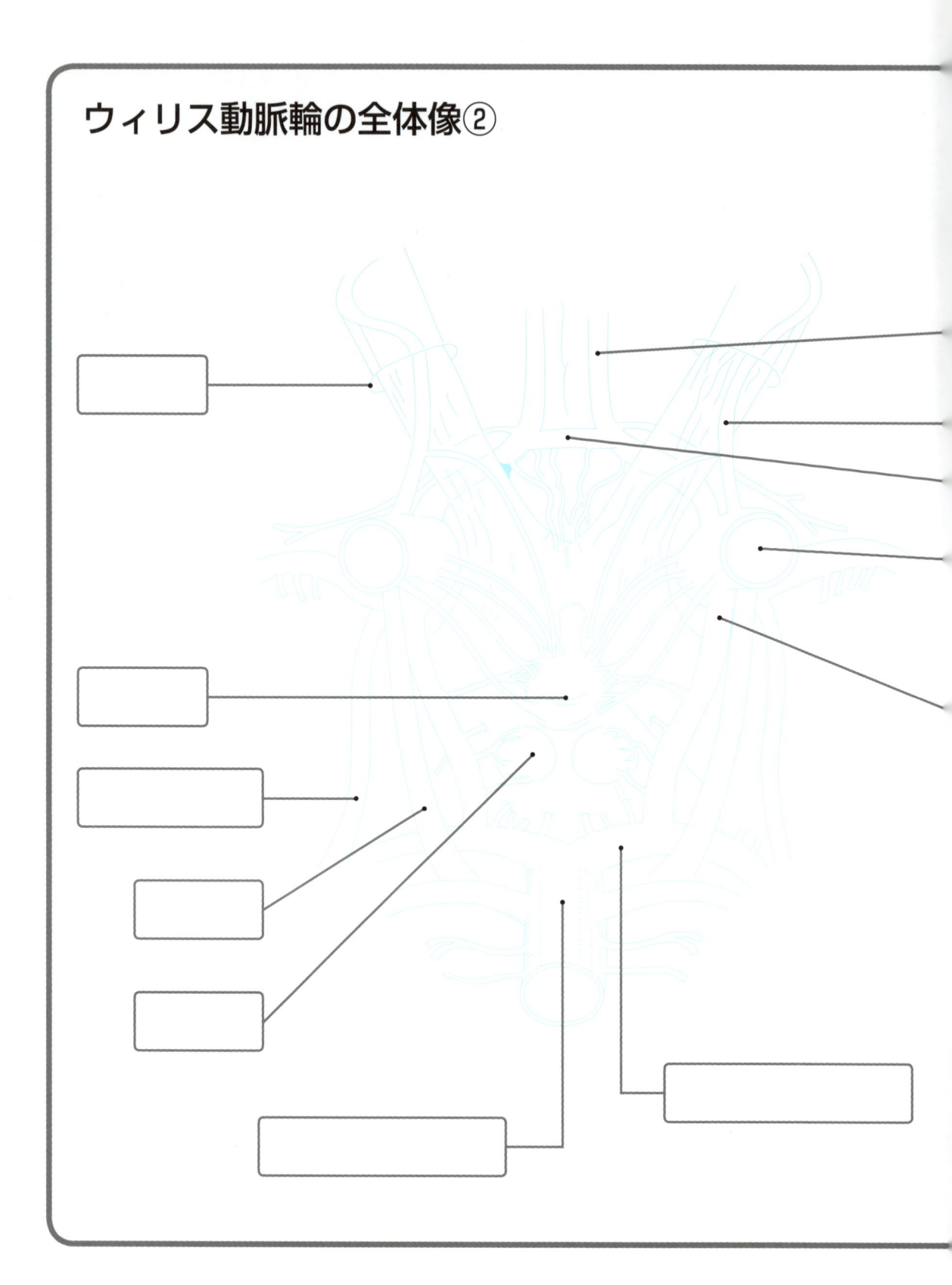

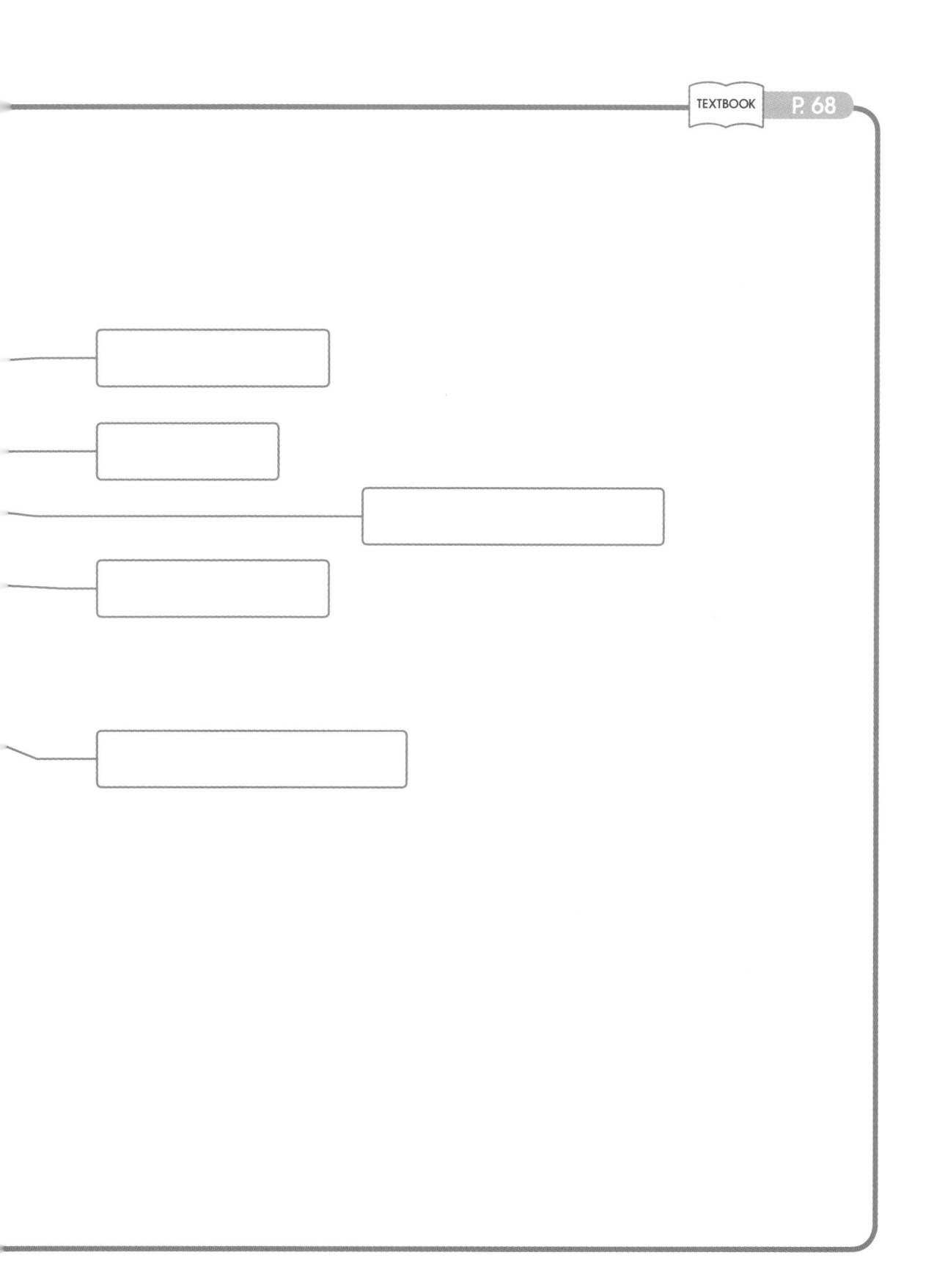

レンズ核と支配動脈

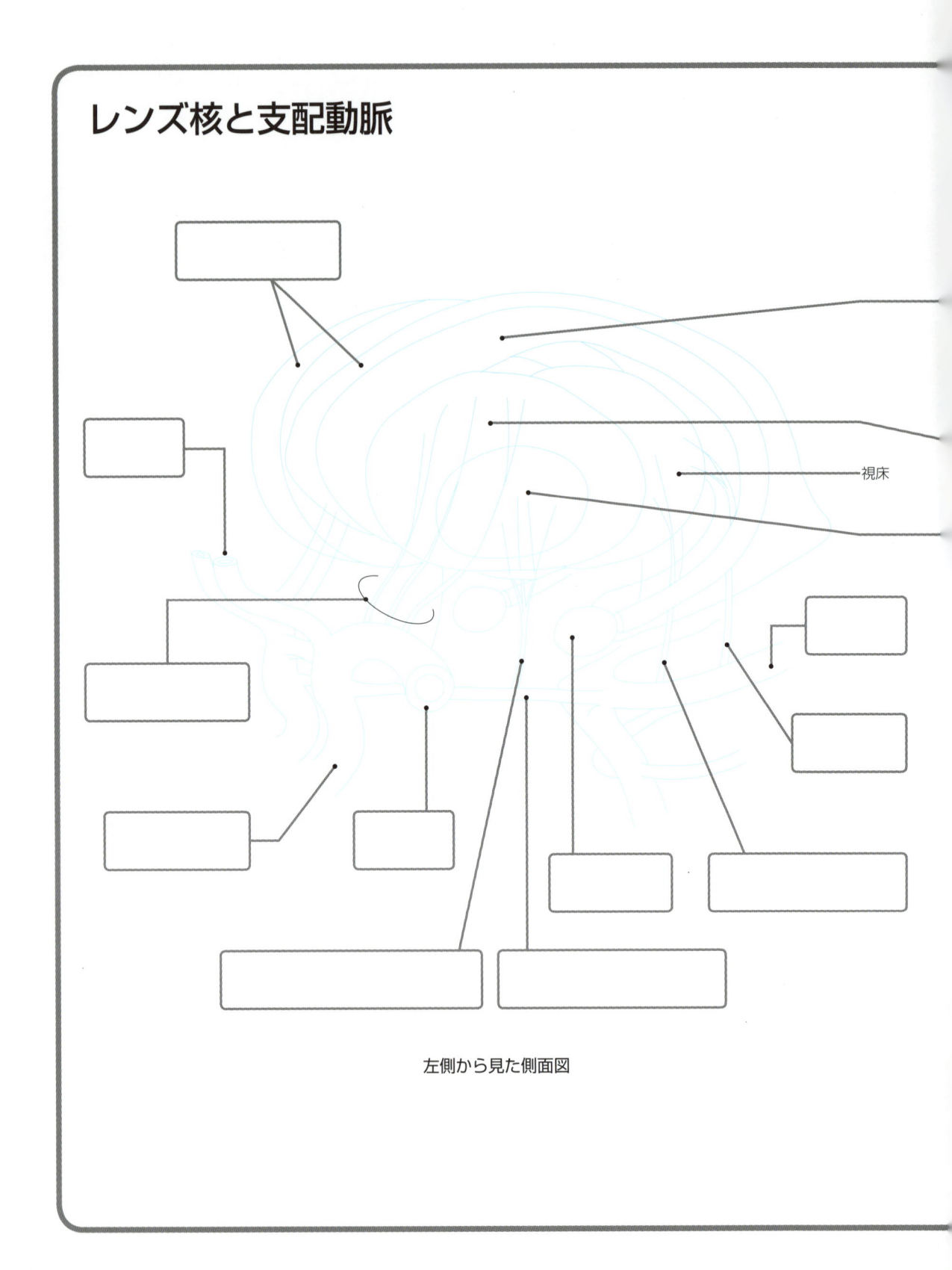

視床

左側から見た側面図

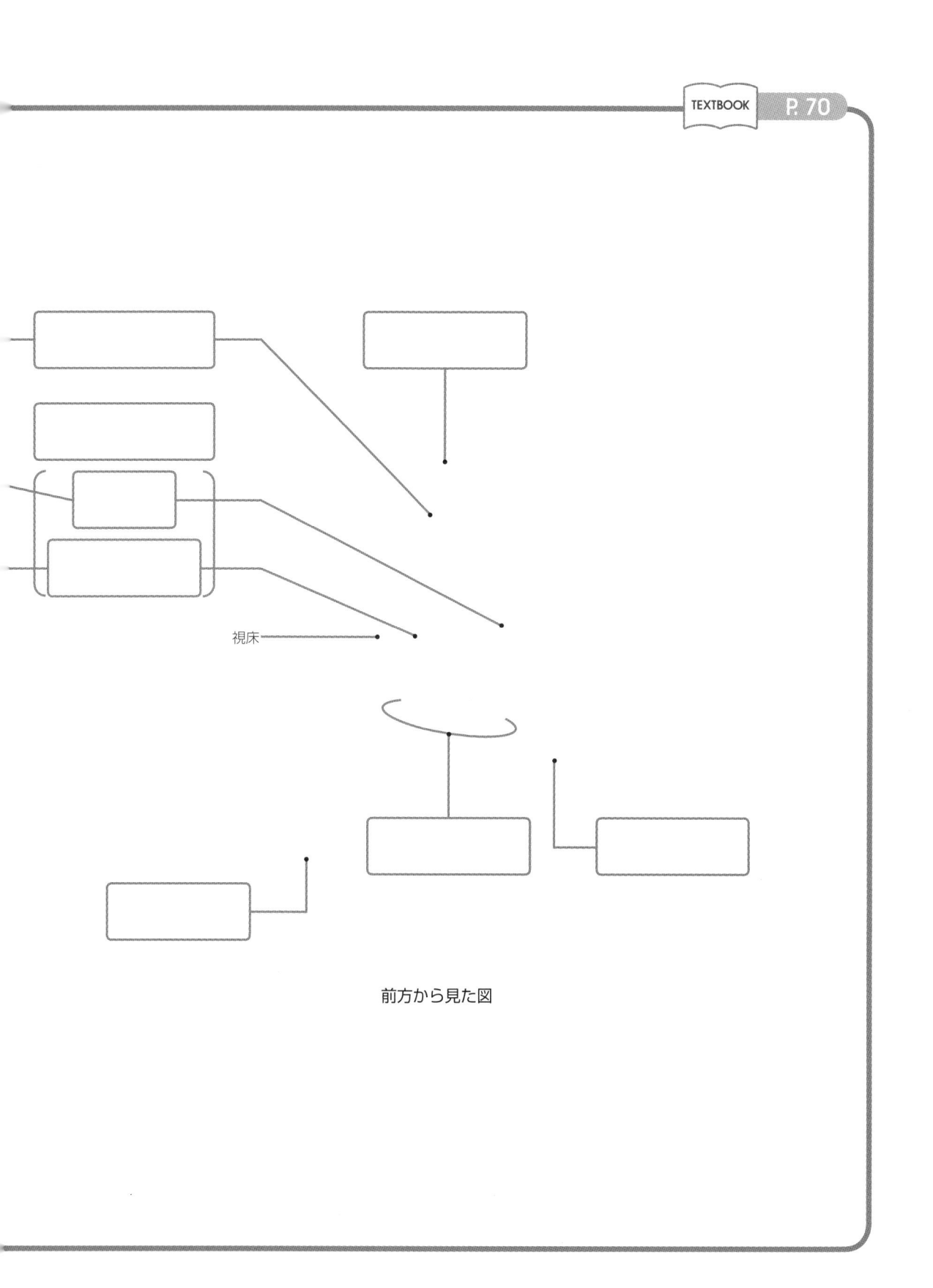

視床

前方から見た図

椎骨・脳底動脈の枝と脳神経（やや斜め前方より見た図）

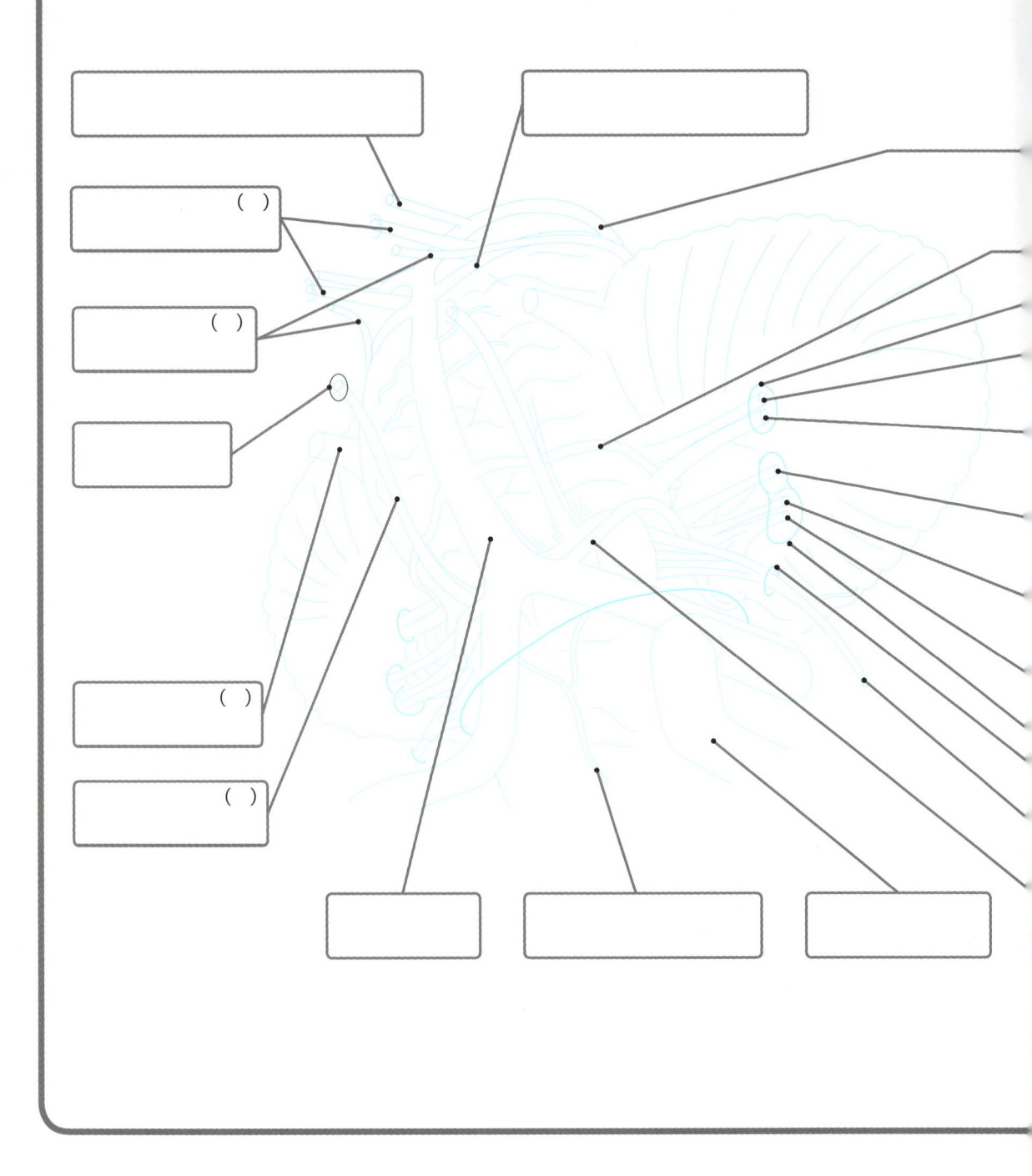

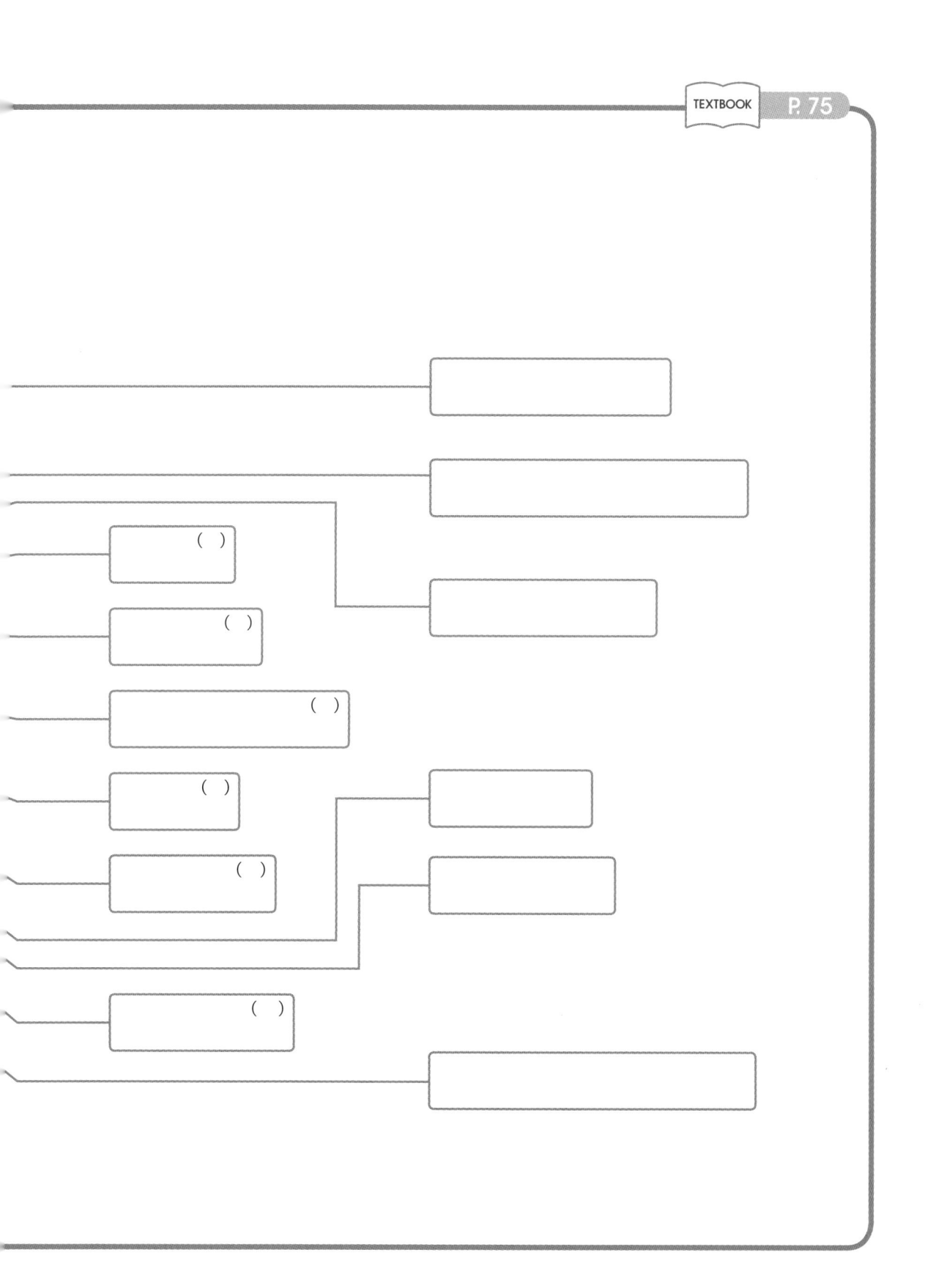

硬膜静脉洞

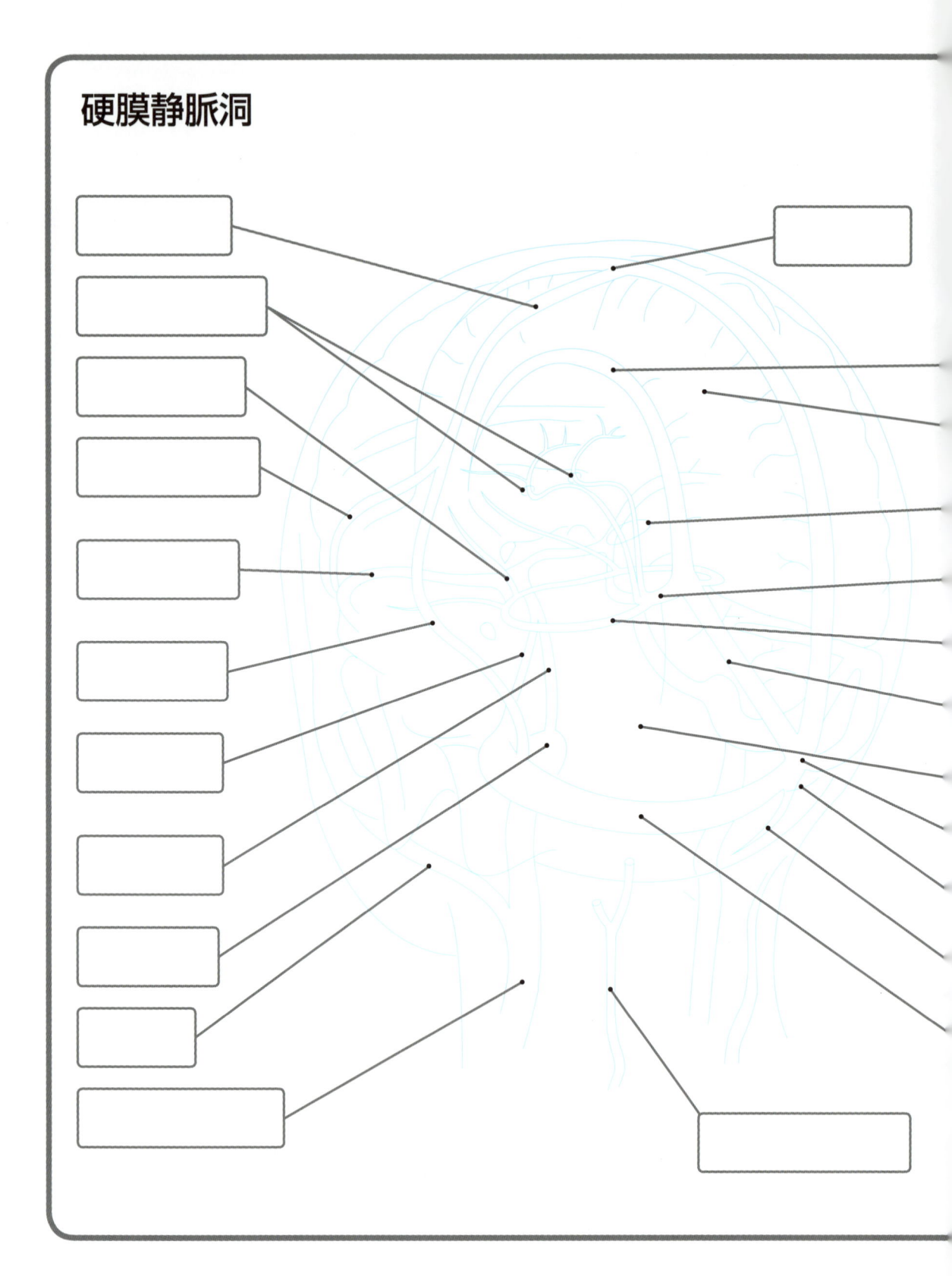

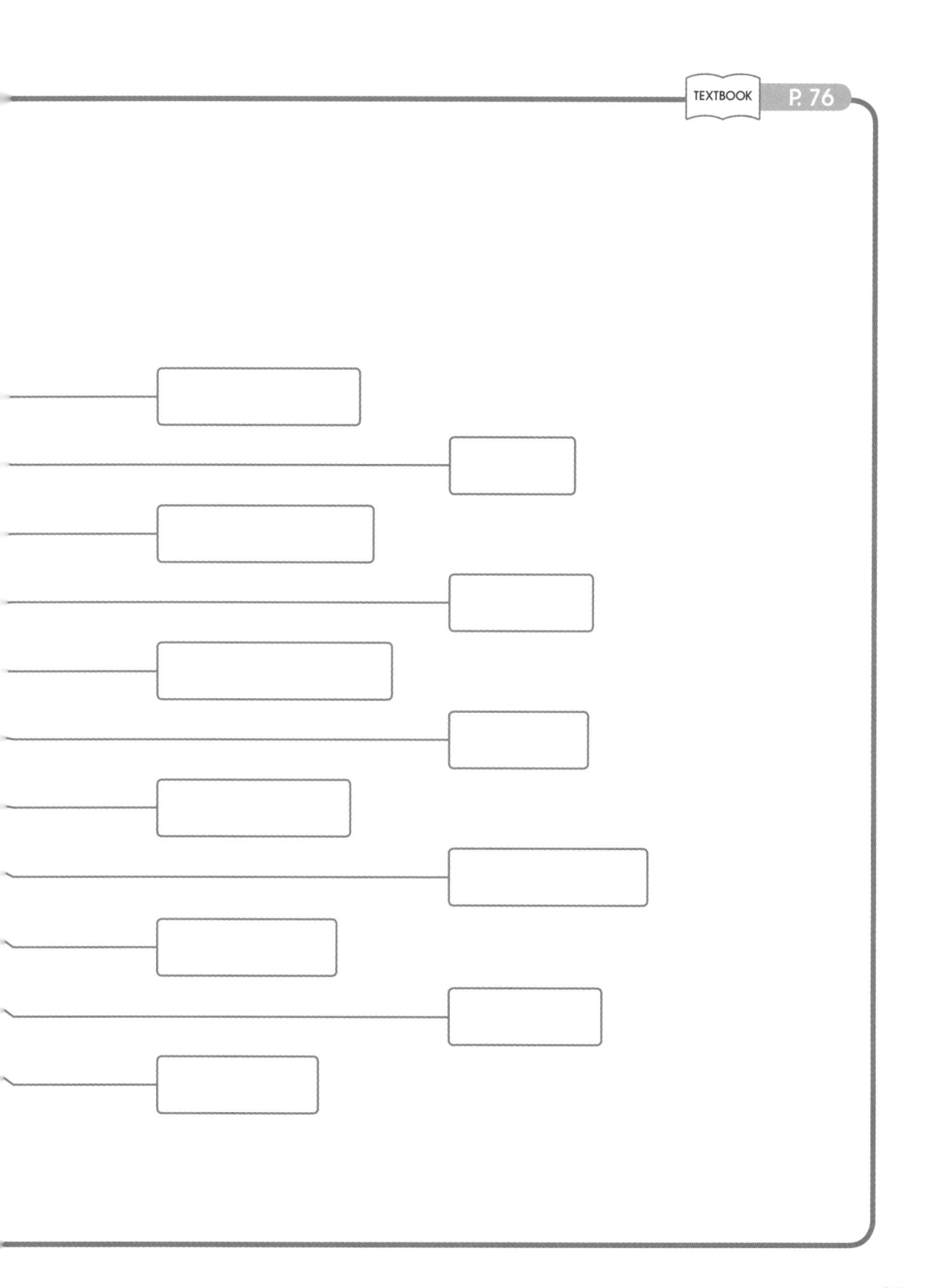

TEXTBOOK P. 76

外頸動脈

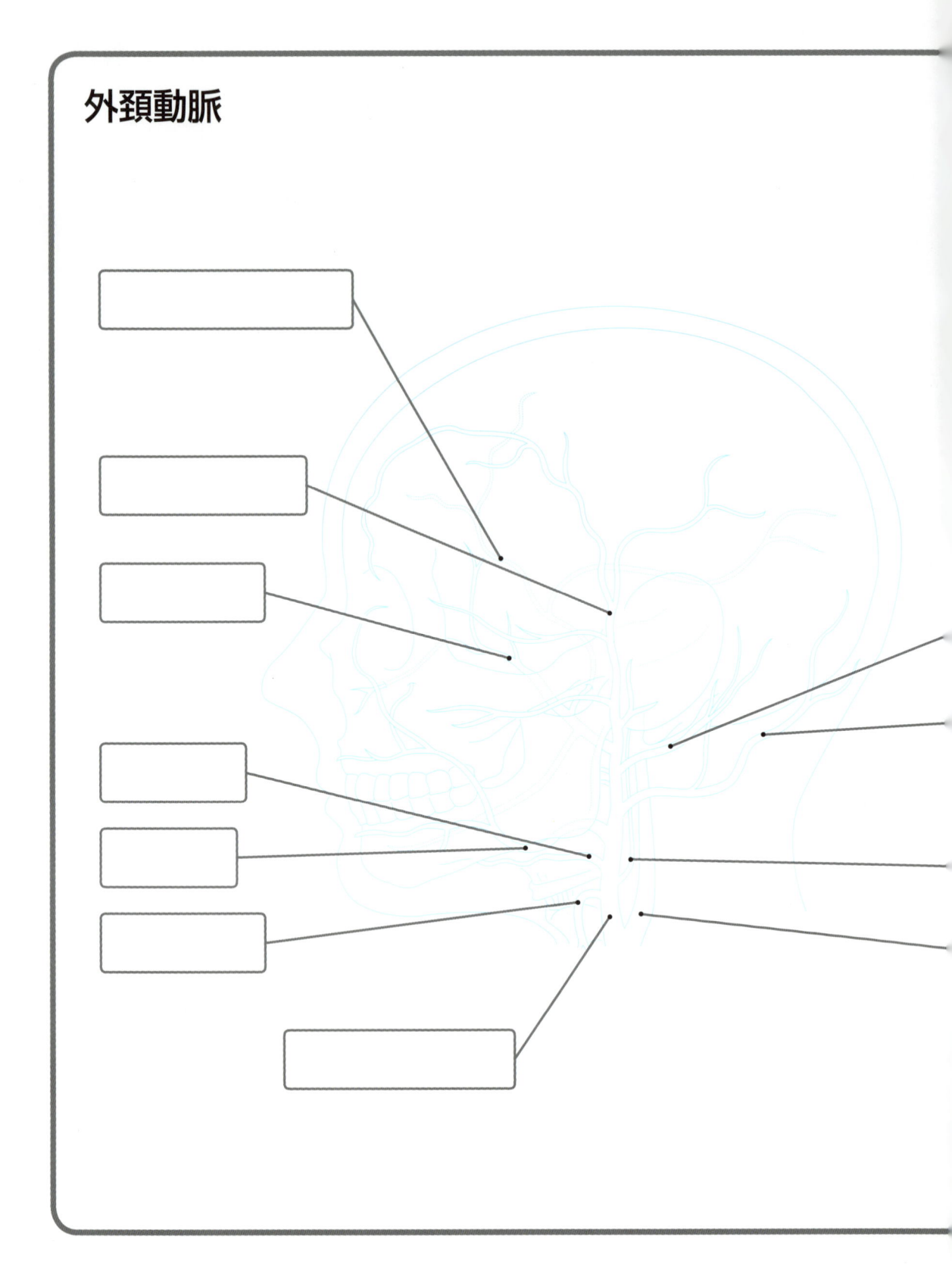

TEXTBOOK P. 78

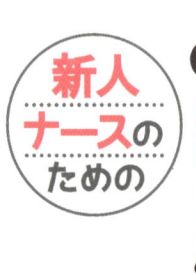

新人ナースのための
塗って覚えて理解する！
はじめての
脳の神経・血管解剖

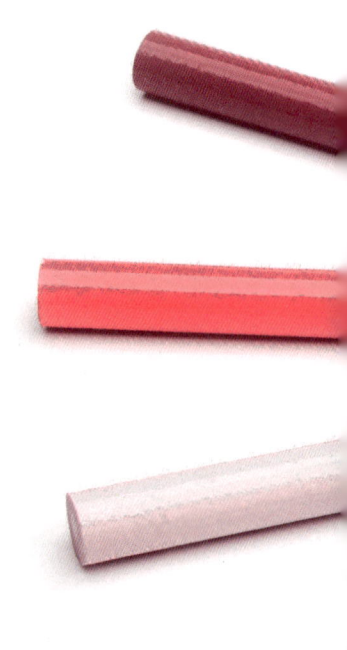

2016年6月15日発行　第1版第1刷©　禁無断転載